化粧する脳

茂木健一郎 Mogi Ken-ichiro
恩蔵絢子 Onzo Ayako（論文寄稿）

a pilot of wisdom

まえがき

この世には、本当は大切なことなのに、ついつい油断してしまってその本質を見失うことがある。たとえば、女の人の「化粧」がそうである。

これまでの人間の社会は、男性中心であった。世界の多くの文化において、男性には「化粧をする」という習慣がない。だからこそ、「化粧をする」ということが、人間の「自我」に対して重要な影響を与えるという事実に気づかずにきたのだろう。人間にとって大切なのは「実質」であり、見かけを取り繕っても仕方がないという考え方には、たしかに一理ある。

しかし、実際には、人は他者とのかかわりの中で生きている。他人が自分をどう見ているかということが、「私とは何か」という「自我」の成り立ちに重大な影響を与えざるを得ない。生まれたばかりの赤ん坊は、一人では生きていくことができない。母親や、自分を保護してくれる人たちの愛情にすがらなければ生命を保つことができない。小学生にでもなれば、クラスメートの視線が気になる。思春期になれば、他人の目が時に痛いほど突き刺さる。社会人にとっては、周囲の人たちの見方や評価が、時に人生を左右するものとなる。

「自我」というものが社会的に成り立つものであること。「私」は他人とのかかわりの中で生まれてくるものであること。男性たちはこれらのことを概念としては理解するが、その重大な含意に必ずしも正面から向き合ってこなかった。女性たちは違う。多くの女性は、思春期を境に自分自身の外見を「化粧」を通していわば「演出」していくという経験を積み重ねるのである。

夏目漱石の『三四郎』は青春小説の名作。主人公の小川三四郎の淡い恋の相手、美禰子《みねこ》に対する評価は、男性と女性の読者で異なりがちである。男は、ついつい、美禰子を神秘的な存在だと思ってしまう。一方、女からすれば底が見えている。いかにして美しくそして魅力的な存在になるのか。いわば、「舞台裏」がわかっているわけだから、ついついシビアな目線になるのである。

「化粧をする」ということは、すなわち、他者から見られることを前提に、自分自身のあり方を見つめ直すということである。肌の上に色をのせることとは、自分自身のあり方を変容させざるを得ない。そのことを知っている女性たちは、「自我は社会的に構築される」という脳科学の近年の命題をいわば「日常」として生きてきた。

一九九〇年代に発見された「ミラーニューロン」は、自我が社会的に成り立っているという事実の強烈な証拠となった。自分の行動と、他人の行動をまるで鏡に映したように表現しているミラーニューロン。私たちにとって他者は自己を映す鏡となる。自分自身の心が他人の中に投影される。

女性たちは、毎朝鏡に向かって化粧をする。他者の視線を受け入れるかたちで自分を磨く。そのことの深い意味が、近年の脳科学の研究の中から浮かびあがってきた。化粧は人間の社会性の象徴である。化粧をする人もしない人も、自分が一人では生きてはいけない存在であるという命題をもう一度噛《か》みしめてみるべき時期が来ているのではないか。

鏡は、有史以来の人類の最大の発明品の一つである。人類は、鏡を手に入れることによって意識の階段を一つ登ったといえる。二〇世紀に撮影された写真の中で、もっとも重要なものの一つはアポロ8号の乗員が月を周回しているあいだに目撃した「地球の出」であろう。無限の宇宙の暗闇《くらやみ》の中に浮かぶ地球の姿をかいま見た人類。あの写真は、いわば、人類という種が全体として手にした「鏡」であった。

自分たちが住む奇跡のように美しい青い惑星の姿を見た人類の意識は変化した。私たちは、「地球の出」以前にはもう二度と戻れない。鏡の発明とともに登場した化粧も同じこと。人類史は、「化粧前」と「化粧後」に分かれる。かくも長い「化粧後」の時代を生きる現代の私たち。鏡の中に映る自分の姿に、「私とは何か」という究極の哲学の問いへの答えがある。

目次

第1章　顔は口ほどにものを言う【顔とコミュニケーション】

◇心の窓としての顔

学生の頃、僕がバイトをしていた予備校の校長先生が、ときどき連れていってくれる寿司屋があった。それがまったく流行《はや》っていない寿司屋で、いつ行っても客は校長先生と僕だけ。カウンターのネタが干涸《ひから》びているような店だった。そこの女将《おかみ》さんがまた牛乳瓶の底のような眼鏡をかけて、お世辞にも美人といえる容貌《ようぼう》ではなかった。

ある日、珍しくその寿司屋に僕一人で訪れた。そうしたら営業時間内だというのに客がいなくて暇だったのか、奥の座敷で女将さんがジグソーパズルに没頭している。僕が店にいることに気がつくと、女将さんがこちらを見て、ごまかすでもなくニコッと微笑《ほほえ》んだ。その瞬間、女将さんの内面がぐっと伝わってきた気がした。全然気取らないその笑顔に、いかにもおおらかで気さくそうな人柄がにじみ出ていて、「ああ、このおばさんいい人だな、素敵な人なんだ」と好感を覚えずにはいられなかった。

顔が他の人に与える印象において、目鼻立ちが整っているかどうかといった造形的な側面が影響してしまうことはやむを得ない。しかし、もっと影響が強いのは、豊かな表情である。顔は「心の窓」である。そして、人をぐっと惹《ひ》きつける顔とは、人間の奥深い喜怒哀楽を映し、内と外とをつなぐ、いうなれば風通しのいい窓として役割を果たす。

その人の内面がにじみ出るような表情。それがわたしたちの社会的なコミュニケーションを支えているのである。

わたしたちは日頃、知らず知らずのうちに相手の顔を見ながら相手の内面や心の動きを察し、コミュニケーションをしている。眉だけを例にとってみても、一直線のキリッとした眉の持ち主には、一本気な意思の強さを感じることはないだろうか。あるいは緩やかな弓形を描くような端正な眉には、おおらかさや優しさを読み取るかもしれない。それに「眉をしかめる」「眉をひそめる」「眉を上げる」など、眉には感情を示す成句も多い。

眉を「顔の額縁」と呼ぶこともあるそうだが、たしかにどんな額に入れるかで、絵の表情が大きく変わるように、眉の形一つで表情も顔立ちも、そしてその人の性格さえも、異なって見える。女性の化粧でも、とりわけこのような眉、そして目や口元といった表情を左右するようなパーツが意図的にメイクされるのは、このようなわけがあるのだ。代わりに顔の中心にあって目立つにもかかわらず、「鼻メイク」のことはほとんど聞かない。眉は本来なら目を保護するなど機能があり、その形状に意思や感情は関係ないはずなのに、わたしたちはそこに「重要な何か」を読み取っているのだ。

じつは、バードウォッチャーが羽の細かい特徴で鳥を識別するときのように、複雑な対象の細かい特徴を認識するときに活動している大脳新皮質の右半球にある「紡錘状回」(fusiform gyrus)という神経細胞が、人間の顔も認識している。表情筋のわずかな動きを察知し、情報として処理しているのである。顔の表情の微妙なニュアンスをわたしたちは読み取っているのだ。

◇顔色をうかがう高度な知能

わたしたちが日常的に、表情から相手の心を読み取ることは、とりたてて特別なことではない。人物を顔で認識しているのと同様に、わたしたちは、顔から相手の表情を読むことにあまりにも無自覚になってしまっている。

しかし、顔から感情を読み取る能力は、人間の知性を象徴する能力でもあるのだ。

自閉症の研究をしていたサイモン・バロン・コーエンらは一九八五年に「心の理論」仮説を提唱した。それによれば、自閉症の人びとは、他者の心が読み取りにくいためにコミュニケーションが苦手だという（コーエンらの理論は、*Understanding Other Minds Perspectives from Autism*, Oxford University Press, 1993.［邦訳『心の理論——自閉症の視点から』上・下、田原俊司監訳、八千代出版、一九九七］に詳しく解説されている）。

他者の心を読むというのはどういうことか、何をもってわたしたちは他者の心を読んでいるのか。こうした研究が進んでいく中で、「顔の問題」がますますクローズアップされることになった。どうもわたしたちは、他者の心を読むために、顔の目鼻口という造形ではなく、顔の動きからなんらかの感情や心の動きを推察しているのではないか、ということがわかってきた。

「顔色をうかがう」という言葉があるが、文字どおりわたしたちは普段、相手の機嫌がいいか悪いかなど、相手の顔を見ながら判断している。女性とデートをしていて「もう一杯どう？」と誘ったときには、彼女の表情の機微を見逃さないように全身の神経を集中させて、真意を読もうとする。それこそちょっとした表情筋の動きで、ああ大丈夫だとほっとしたり、言わないほうが良かったと後悔したりする。

だから、顔を読むことができないと大変なことになる。表情がたんなる顔の筋肉の収縮運動になってしまい、そこに特別な意味や感情をみいだすことができなくなれば、まるでマネキンが突然怒り出したり、冷たくしたりするように感じられ、相手が予想もしていないような意外な行動をとるようにみえてしまう。そしてそれは、対人関係に衝撃を受け、深く傷つき、接触を避けるようになってしまうことにもつながる。

これまでのさまざまな研究から、人間は非常に多くの情報を意識的、無意識的に顔から得ており、それがコミュニケーションの成立に不可欠であることがわかってきた。人間には、他者の顔を見ることで、その内面を類推する能力があることがあきらかになってきたのである。

◇他者の立場で考える

この「心の理論」は人間特有のものである。いまのところ、「心の理論」を持っている動物は人間だけだといわれている。だが、ペットを飼っている人の中には、みずからの実感と違うと、猛反対する方もいるかもしれない。「わが愛犬チャッピーは、心がわかる。わたしと喜びも悲しみも分かち合うことができる」と。

しかし、ペットと飼い主の共感能力と「心の理論」はイコールではない。異なるものだ。ペットが相手の表面的な様子に反応しているのに対して、人間は見かけの裏にある「心」をも読み取るのである。では、どうして共感能力と「心の理論」とのあいだに誤解が生じるかというと、「何をもって相手の心を読むことができるとみなすか」という定義がなかなか難しいからだ。

顔の表情は人間の感情同様、複雑であり、不確実なものだ。

愛想笑い、つくり笑いなんていう表情があるように、「笑っているように見えるのは、心が笑っているわけではなくて、社会的配慮から笑って見えるように顔の筋肉を動かしているだけ」ということだってよくある。つまり、表情イコール感情でも本心でもない。ようするに、表情を読むことで、相手の心がズバリそのまま読めるわけではないのだ。

この「心の理論」を哲学者のダニエル・デネットはかなり独創的な論点で定義づけた。「心の理論」の本質とは、相手が外見とは違う心の状態を持っているときに、それを読み取ることができるかどうかということだと。たとえば、「もう一杯どう？」と誘って彼女が微笑んだときに、それが愛想笑いか、それともほんとうに喜んで誘いを受けてくれたのかを「察する」ことが、「心の理論」に通じるというのだ。

この「心の理論」が発達しているかどうかをみるためのテストがある。なかでも「サリーとアンの実験」が代表的だ。これは、他者の心の動きを類推でき、もしくは他者が自分とは異なる独自の心を持っていることをわかっているかどうかを、検証するテストである。

①サリーとアンが、部屋で一緒にぬいぐるみで遊んでいました。
②サリーはぬいぐるみを、カゴに入れて部屋を出ていきました。
③サリーがいないあいだに、アンがぬいぐるみを別の箱の中に移しました。
④サリーが部屋に戻ってきました。
質問：サリーはぬいぐるみを取り出そうと、どこを探すでしょう？

正解：「カゴの中」

このテストは通常、「誤信念課題」と呼ばれていて、自分の視点以外（サリーの視点）に立って物事をみることができるか、そして自分とは違った他者が抱いている信念を理解できるかどうかを検証する。

客観的な事実としては、アンがサリーのいないあいだにぬいぐるみをカゴから箱に移してしまっているので「箱に入っている」状態が正しい。しかし、サリーの視点からみれば、サリーはぬいぐるみが移動したことを知らないので「カゴの中を探す」と答えるのが、このテストの正解となるわけだ。

このテストでは、他者の視点に立って物事をみる「心の理論」が発達してきた四〜五歳ぐらいの子どもは、だいたい正解できるといわれている。しかし、三歳ぐらいまでの子どもや、「心の理論」になんらかの問題を持った自閉症の子どもの多くは、自分の知っている事実であり、自分の信念である「箱の中」と答えてしまうとされている。

他者の心を読むことができるかどうかの定義においては、相手が自分と異なる心を持っていることを理解し、その他者の心を自分の中でシミュレートできるかどうかが重要なのである。

◇微笑の謎《なぞ》

ところが、シミュレーションをしたところで、一〇〇パーセント相手の心がわかるというものでもない。あくまでも察する、類推する、予想する、にとどまる。

「もう一杯どう？」の誘いに彼女が微笑んで応えたとしても、その微笑みの真の意味はわからない。ほんとうに誘いを喜んでいる場合もあれば、「迷惑だけどもう一杯だけ付き合おうかしら」というありがた迷惑の苦笑もある。もしくはお酒が好きで好きで仕方なく、相手には関係なく、とにかくお酒が飲みたいと思っているか……。実際のところはわからないのである。

つまり、相手の心を読み取る際には、見た目と本心が異なる場合の「不定性」をどのくらい許容できるかが切要なのだ。その意味で、「心の理論」とは不確実性にいかに対応できるかという問題でもある。

レオナルド・ダ・ヴィンチの《モナ・リザ》については、その顔にうっすらと浮かんだ微笑みが何を表しているのかが古来議論の種となってきた。ポーカーフェイスと呼ばれる表情は、見た目の表情と真意が必ずしも同じではないことを意味する。表情と真意は一対一ではない。正解がないのだ。謎めけば謎めくほど、人びとは魅了され、存在感も増していく。

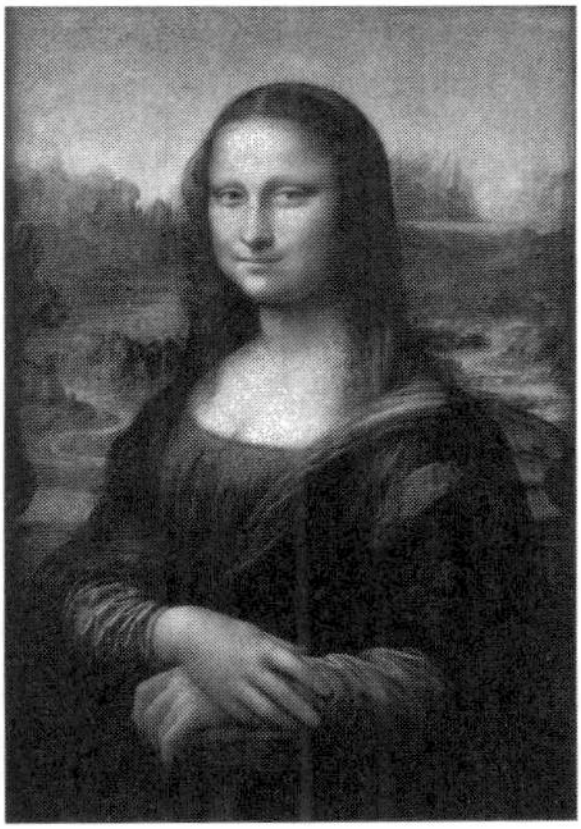
レオナルド・ダ・ヴィンチ
《モナ・リザ》
（パリ、ルーブル美術館）

人間の顔は、きわめて読み取りにくい他者の心を辛うじて読み取らせるインターフェイスとして機能していると同時に、完全には読み取らせないという心のアジール（聖域）でもある。

なぜ、心のアジールが必要かというと、自分の心が相手に簡単に読み取られてしまうようであれば、生存上、不利な場合もあるからだ。心が相手にまったく伝わらなければコミュニケーションが成立しなくなってしまうが、簡単に読み取られてしまっては、生存戦略上優位には立てない。だからこそ、読み取らせつつ、すべては明かさないという不確実性も含まれているのだ。自閉症の子どもの多くが「誤信念課題」に正答することができなかったり、他者の表情を読み取るのが苦手だったりする理由は、一つにはこの不確実性にも起因している。

一般的に自閉症の子どもたちは不確実なことを嫌う傾向がある。たとえば通学路は必ず同じルートを通らないといけない、本は必ず同じ並び方をしていないといけない、生活時間も規則正しく毎日同じでなければと、みずからが決めたルールにちょっとした変化が入ることを嫌がり、変化の状況によってはパニックを起こしてしまう。

サイモン・バロン・コーエンは、自閉症の子どもたちが社会生活に対応できるように、顔の表情を学ぶ教材をつくっている。それは、顔の表情と対応する感情とを百通り以上も細かくパターン化して、一つひとつ覚えるようにしているのだ。ただし、この教材をわたしたちが見ると、そう簡単には意味がわからない。わたしたちは前後の文脈や相手の性格、それまでの表情の経験則といった多分に不確実な要素を含む環境に慣れている。そのように表情からゲシュタルト的に意味をみいだしているため、ルール化されてしまうと、かえって理解できなくなってしまうのだろう。しかし、一般に具体的な生活のシーンを描いた絵カードを用いて教えることは、自閉症の子どもたちの理解の手助けとなることもたしかである。

◇顔は脳のモニターである

僕が敬愛する映画監督である小津安二郎《おづやすじろう》が、俳優たちに厳しく演技指導をしていたことは有名な話だ。箸《はし》の上げ下ろし、台詞《せりふ》の口調、さらには顔の表情筋の細かい動きまで逐一演出していたという。

以前、とある俳優さんから「役者とは感情を売り物にする商売だ」と聞いたことがあるが、まったくそのとおりなのだろう。

わたしたちは、スクリーンに映された笠智衆《りゅうちしゅう》の固く結んだ口元に、原節子の伏し目がちな眼差《まなざ》しに、かすかに揺れる睫毛《まつげ》に、言語化され得ない、深く複雑な感情を汲《く》み取っていた。それは、個別の人格や感情を超えて、映画全体の文脈から、その背景にある人間の生のあり様まで、すべてをたった一瞬の表情に引き受けてしまったかのようなイコンとして立ちあがっていた。

僕は一貫して、人間にとっての普遍的な事柄は、それぞれの人生の個別性において顕れると思っている。脳と心の問題にしても、普遍を志向する心は、「いま、ここ」に限定された個別の脳から生み出されている。

小津は、市井の人々の日常を、きわめて日本的な土壌を母体として、生、死、出会い、別れといった人間にとっての普遍的事象を個別の生に寄り添いながら描くにいたった。小津が表情筋の動きに徹底的にこだわった完璧《かんぺき》な人物描写は、顔は表情によって個別から普遍へと接続することを、深い人間洞察により知り得ていたためではないだろうか。

そもそも顔は脳のモニターである。心は見ることができない。コンピューターほど単純ではないものの、入力された情報が脳の中で処理され、なんらかのかたちで顔に表れる。そして他者にわかるように顔にモニターされる。

脳が「いま、ここ」に限定された個体としての限定から解き放たれて、普遍へと接続する意識を生み出すのであれば、わたしたちは「いま、ここ」に限定された顔の表情から、個別を超えた普遍の生をみることもできるのではないだろうか。

◇人間の本質を映す合わせ鏡

現在、脳科学の研究では、ますます「顔」についての関心が高まっている。

僕が本格的に脳科学の分野で研究をはじめた一九九四年。その頃、脳科学の最先端は、たとえば、下側頭葉の視覚野にある特定の図形（「形のアルファベット」）を見せたときにだけ生ずる活動があるとか、あるいは運動性の学習をすると小脳でシナプスの伝達効率が一時的に下がる（ＬＴＤ）が、その「思考」を含めた機能的な意義は何かなど、脳のメカニズムを生理学的なアプローチで解析することだった。

ところが、現在では当時にはまだ十分に意識されていなかったテーマが、脳科学の分野でも研究対象として脚光を浴びている。そんなテーマの一つに、人間の「社会的知性」がある。脳は個体として、その機能が完結しているのではなく、他者との関係性もまた、脳の機能にとっては非常に重要な意味を持つことがあきらかになったのだ。

その契機となったのが、大脳皮質の前頭葉で発見された「ミラーニューロン」だ。一九九六年にイタリアの脳科学者ジアコーモ・リゾラッティらによって発見された神経細胞である。この発見が脳科学に一大転機を与えたといっても過言ではない。

ミラーニューロンは、その名前が示唆するように、自分の行為と他者の行為を鏡に映したようにコードする。たとえば、他者が手を伸ばして何かをつかもうとしている行動をみると、同じ行動をとったときの脳活動が自分の脳でもみられるという。ホラー映画で山場を迎えたとき、恐怖におののく登場人物同様、観客の脳でも恐怖がトレースされる。相手の行動や感覚を自分の脳に映し込んで、認識するのだ。最初は猿の脳から発見されたが、その後、人間の脳でも対応する部位が発見された。

このミラーニューロンが注目されるのは、それが人間の本質である「社会的知性」を支える脳の機能と推測されるからだ。

たとえば「社会的知性」の特徴とされるものに、利他性がある。これは他の人のために奉仕するという性質だ。進化論の自然淘汰《とうた》という点から考えれば、すべての生物にとっては自分が生き残ることが最大の目的だ。動物である人間も、極端ないい方をすれば「自分さえ良ければ」という利己性が働いておかしくはない。

だが、人間の場合は「社会的知性」が発達しているので、他者のために何かをすること自体を喜びとして脳の報酬系が働く側面がある。他者と協調して行動をするネットワークが築かれ、「自分にもいい、そして他の人にとってもいい」という状態をつくっているのだ。

経済学の父であるアダム・スミスは、著書『諸国民の富』の中で国際的な分業がいちばん効率が良いと提唱したが、わたしたち人間には、「分業」が理論化されるずっと以前の太古から、他者と協力して生活を営む分業社会が進んでいたのである。

六百万個ものパーツを分業により組み立ててできているジャンボジェット機を例にとっても、こんな複雑な作業は「社会的知性」がある人間以外にはできるはずがない。貨幣のような価値の分配、流通も、分業システムを前提として成り立っている。

人間の最大の特徴は、「社会的知性」を背景に、こうした高度に発達した社会を築きあげたことでもあるのだ。

◇「見た目で判断」は「顔が命」

人間の「社会的知性」の研究は、以前からアダム・スミスの経済学や駆け引きゲームのような「囚人のジレンマ」と呼ばれるモデルで、理論化や数理化するアプローチがなされていた。

ただ、ここ最近になって、どうも「顔」が人間の「社会的知性」にきわめて重要な意味を持っていることがさまざまな検証を通してわかってきたため、脳科学でも顔に着目して社会的知性を研究することが大きなフロンティアとなってきている。

とくに、人間の「社会的知性」の中でも、人物の「認識」と「選択」について、「顔」は大きな意味を持っている。いわば、「見た目で判断」の最大の基準は顔なのだ。

政治家が選挙でどのように選ばれるかを考えてみても、「顔」は欠かせないファクターだろう。「政治家はマニフェストが重要。顔は関係ない」のであれば、顔写真が付いた選挙ポスターなど必要ないはずだ。投票用紙に書くのは氏名や党名なのだから、便宜的にはポスターに名前が印刷されていれば、ことは足りる。

しかし、名前も党名も無機質な記号でしかない。記号を見ただけで、その政治家に一票投じるべきかどうかの判断をしかねるのは当然ではないだろうか。

その点、「顔」は多弁である。

政治家の政策や考え方も、「顔」に貼《は》り付けてわたしたちは認識してしまっている。信頼できるかできないか、誠実そうか、責任感が強そうかなど、言葉よりも顔を見て、性格や、ましてや政治家としての資質についてまでも判断を下してしまってはいないだろうか。

しかも、この「顔」というラベル貼りは、選挙に限ったことではない。

日常的に無自覚に行っているために、その意義に気がついていないだけで、他者と接しているときにわたしたちは、必ず「顔」を使ってこのラベル貼り＝パーソナルアイデンティフィケーションをしている。

そもそも「顔」は、呼吸をし、見たり、聴いたり、食べたり、話したり、匂《にお》いを嗅《か》いだりと、生きていく上で欠かせない機能が集結した肉体の一部である。本来なら、生物学的な機能さえ果たしていれば十分なはずだ。

ところが、目、鼻、口のそれぞれの形状や配置のバランスに、わたしたちは機能以上の「意味」を付与してしまっている。性格や考え方といった、目には見えない抽象的な概念を「顔」というラベルにみいだして、人物を認識し、選んでいるのである。

しかも、自助努力とは基本的に関係なく、遺伝的な所与が絶大なのが「顔」である。それが生存の上で必要な器官としてだけではなく、生物の進化の中で種を保存するための性選択においても、もっとも恣意《しい》的に判断される対象となっているのである（第3章参照）。

それではなぜ、わたしたちは他者の認識や選定について、これほどまでに「顔」に傾倒してしまっているのだろうか。それは、顔の造形そのものというよりも、むしろ顔に表れる表情と心の問題が、コミュニケーションに欠かせないからではないかと考えられる。

◇コンピューターは会話が苦手

ＩＴテクノロジーが飛躍的に進歩し、最先端のロボット工学では、これでもかこれでもかというふうに驚くほど開発が孜々《しし》として進んでいる。

しかし、そのような現代の科学技術をもってしても、いまだ人間と同レベルでコミュニケーションができるコンピューターはその実現をみていない。ましてや、半世紀前に手塚治虫が漫画で描き出した、心を持ったロボット「鉄腕アトム」の誕生も夢のまた夢の話である。

不確実性を多分に含んだ相手の心を想定しながら、自分自身も表現するといったコミュニケーション能力は途轍《とてつ》もなく高度であり、だからこそコミュニケーションが人間を特徴づける知性の本質だともいえる。そしてわたしたち人間は、この途轍もなく高度な知能を人工的につくり出そうと、この半世紀、挑戦し続けている。

人工知能の黎明《れいめい》を告げたのは、一九三〇年代後半に、天才数学者アラン・チューリングが着想した人工知能を持った計算機、いわゆる現代におけるコンピューターの原型となったアイディアが発表されたときだ。その後、一九五〇年にチューリングは人工知能を持ったコンピューターの定義を論文「計算機械と知性」で発表した。その論文では人間と同レベルの人工知能を達成しているかどうかを、会話能力で測るとしている。これが「チューリング・テスト」と呼ばれる検証方法だ。

「チューリング・テスト」とは、スクリーンの向こう側に一方には人間が、もう一方にはコンピューターを置き、チャットで会話をさせる検証方法である。このとき、スクリーンの向こう側のコンピューターが、人間と区別できないほど上手《うま》く会話を成立させれば、そのコンピューターが人間と同等レベルの思考能力を持つと判断できるとされた。ちなみに、いまのところ、このチューリング・テストにパスしたコンピューターはない。

このテストがなぜ画期的だったかというと、チューリングが知性を「会話能力」、すなわちコミュニケーション能力で判断しようとした点だ。つまり、これはコンピューターの知能を測るテストであると同時に、人間の知性の本質はコミュニケーション能力だと定義したのだ。

それと、この論文にはもう一つ重大な秘密が隠されていた。同性愛者であったチューリングでなければ、この検証方法を発想することは不可能だったかもしれない。「チューリング・テスト」の設定は、もともと「人間対人間の〈ふり〉をしたコンピューター」ではなく、論文の原文では男性と女性に対して質問者がいくつかの質問をして、二人のうちどちらが男性でどちらが女性かを判断するといったセクシュアリティーの問題が背景にあったのだ。

これは人間の知性についてもかなり重要な問題提起だったといえる。

つまりそれは、人間の知性の本質はコミュニケーション能力であると定義し、かつ、そのコミュニケーションには〈ふり〉をするという能力が含まれていることを意味しているからである。

◇八方美人は知性の証《あかし》

考えてみれば、人間はみな、〈ふり〉をして生活している。

子どもは、その発達にともなって、〈ふり〉ができるようになる。子どもは母親と接するとき、父親に接するとき、もしくは近所のおばさんや先生、きょうだい、お友達……と接する相手によって態度を無意識的に変えている。これは〈ふり〉をしている証左である。

たとえばAさんがBさんに接するとき、AさんはBさんに感化されてA_1という人格の

〈ふり〉をする【(A) A_1→B】。

わたしたちが日々接している他者は複数存在するわけだから、したがって、Cさん、Dさん、Eさんといった他者との関係性の中で次々に新たな人格が現れることになる【(A) A_2→C (A) A_3→D (A) A_4→E】。Aさんは接する対象に合わせて〈ふり〉をして、A_1さんにも、A_2さんにも、A_3さんにも、A_4さんにもなり得るわけだ。

わたしたちは自分には「確固とした自己」があると思いがちである。

しかし、実際には他者との関係性において自己のあり様は大きく左右されている。他者との関係性が変わるたびに、ある〈ふり〉からもう一つの〈ふり〉へと切り替わり、そこに新しい自分も生まれている。

こうした〈ふり〉は「脳の化粧」と考えることもできる。

他者との関係性を前提に自己に変化がもたらされるのであれば、他者の視線を意識して顔にほどこす化粧と現象はきわめて近い。人間のパーソナリティーはかくも多面的で柔軟性があるものなのだ。つまり、脳は絶えず「化粧」をし続けている。

それは一人の人物を例にとって考えてみてもわかるだろう。たとえば、現在の僕の人格は幼少期のそれとはくらべものにならないほど異なっている。幼い頃の僕は、かなり神経質で青白い顔をしており、自家中毒に陥ることもしばしばあった。いまから考えると同一人物の性格とは思えないほど違う。それでもどこかに僕の「神経質」な人格記憶は残されてはいるが、脳の前頭葉あたりにある回路からは、いま現在の僕の人格を支えている記憶だけを引き出してきているに過ぎないのだろう。

かつて多重人格症とも呼ばれていた解離性同一性障害では、記憶の回路から人格メモリーを引き出すときになんらかの大きな混乱やねじれが生じていると考えられている。しかし、それほど過度な人格の異変はなくとも、わたしたちはみな、複数の人格メモリーを持っている。

だから、自己の人格は他者の数だけ多面的であり、可塑《かそ》性が高いものなのだ。

しかも、他者との関係性によってAさんはA_1さんにも、A_2さんにも、A_3さんにも、A_4さんにもなり得るわけだが、相手方のBさんだって、AさんがA_1→A_2→A_3……と変わっていくのにともない、B_1→B_2→B_3……と変わっていくはずである。

これでは、いかにコンピューターが高度なアルゴリズム計算を可能としていても、これほどまでに不確実性が高いコミュニケーションをプログラミングすることは不可能だ。いまだ人工知能が人間と同等レベルの会話をする能力に達しないのも無理はない。

畢竟《ひっきょう》、社会的コミュニケーションにはもっとも高度な知能が必要とされるわけで、このことが人間の知性の本質とされる所以《ゆえん》である。

◇鏡を通して〈わたし〉を統合する

人格は多面的であり、確固とした単一の自己は存在しない。

かといって、まったく自分の人格の核となる中心がないのも頼りなさ過ぎる。やはりなんらかのかたちでA_2も、A_3も、A_4も〈わたし〉という単一の人格（A）に統合されてしかるべきだろう。

この単一の〈わたし〉を考えたとき、鏡に映った自分の顔のイメージはとても重要な役割を果たしている。特定の顔のもとに単一の〈わたし〉はつくられていくのである。

〈わたし〉のイメージを考えるとき、まずわたしたちは〈わたし〉の顔を無意識のうちに貼り付けているものだ。鏡がわたしたちの自己イメージ、自己意識の進化や発達に非常に大きな影響を与えていると考えられる。というのも、すべての動物の中で自意識を持つ人間だけが鏡を常用するからだ。

そもそも、鏡に映っている姿を見て、普段からわたしたちは何気なく「それはわたしである」と認識しているが、じつはこの鏡像を自分の姿だと認識すること自体、かなり高度な認知能力なのである。現在、この地球上で人間を含めてチンパンジー、オランウータン、イルカ、シャチ、アジアゾウといった、限られた動物だけが鏡に映った自分の姿を自覚できるとされている。

この鏡に映った自分が自分だとわかるかどうかのテストは「ミラーテスト」といって、アメリカの、主に霊長類を研究しているゴードン・ギャラップ・ジュニアが考案した。ゴードンの共同研究者のジュリアン・ポール・キーナンがちょうど朝、鏡の前で髭《ひげ》を剃《そ》っているときにひらめいたという。この「ミラーテスト」が人間のセルフ・アウェアネス（自己覚知）や意識の研究に新たな方向性を持たせることになった。

「ミラーテスト」では、被験者となる動物の前に鏡を置く。最初はそれが鏡だとはわからず、たいていは社会的行動をとるという。つまり、鏡の中の自分の像を他の個体がいると勘違いして、威嚇してみたり、鏡の裏側に回って相手を探しはじめたりするのだ。しばらくこういった行動をとるが、やがて「どうも鏡の中のイメージは自分自身の姿かもしれないぞ」と気がついてきて、今度は自分の身体や頭部を映して確認しはじめる。興味深いのは、この鏡に対する社会的行動から自分に対する行動に移行するときが、いちばん鏡に向かう時間が長くなる点だ。

このときに、脳の中でおそらく神経細胞のネットワークのつなぎ替えが起きていると考えられる。ようするに、自分の身体を動かすと、鏡の中のイメージも同じように動くといったフィードバックを繰り返しているうちに、その一致を計算する。運動と感覚が融合すると、鏡の中のイメージは「自分だ！」とわかってくるのだ。これはかなり高度な認知能力である。

ところが、いったん鏡のイメージが自分だとわかってしまうと、とたんに興味が失《う》せるのか、鏡を見なくなってしまう。

◇他人を知ることは、自分を知ること

あらゆる動物の中で鏡に興味を持ち続け、「常用」するのは人間だけだ。そして鏡に映った顔に依拠したかたちで自分のイメージを構築している動物も、おそらくは人間だけである。人間の自己意識の成り立ちを考える上で、鏡に映った顔は非常に深い意味を持つのだ（ただし、鏡に映った自分の顔は、実際とは左右が逆である）。

「ミラーテスト」にパスする動物について、もう一つ興味深いことがわかっている。「ミラーテスト」にパスする動物は道具を用いるなどの高い知能が確認されているが、「共感能力」が高いという点も共通してみられる。アジアゾウは仲間が沼地に足を取られていたりすると、助けようとする行動がみられるなど動物の中でも共感能力が高い。そこでアジアゾウにもミラーテストを試してみたら、予想どおりの結果となった。

ミラーテストに合格する動物は、自己を認識する能力と、他者の心や考えを推量できる共感能力が発達していると考えられる。つまりそれは、自分と他者との行動をまったく同

じようにコード化するミラーニューロンの問題と深くかかわっているのだ。

鏡の中の個体が自分自身だと認識するには、感覚情報と運動情報が渾然《こんぜん》一体とならなければならない。他者の顔の表情を見て「他者の心を読み取る」ときに、ミラーニューロンでも感覚と運動の統合が行われ、それらが他者と柔軟にコミュニケーションをとる人間の驚くべき能力を支えている。

しかし、顔の表情を見た結果、ミラーニューロンが心のシミュレーションをしたとしても、映し出す自身の心に、感情の幅や豊かな経験やさまざまな状況を想定するイマジネーションが備わっていなければ、「他者の心を読み取る」ことはできない。

人間の本質は、他者とコミュニケーションをする社会的知性に表れる。ミラーニューロンの機能にみられるように、他者の心を読み取ることは、自身の心の奥行きを知ることに他ならない。自己は、他者との関係性においてこそみいだされ、その本性を知ることができるのである。

第2章　化粧は鏡であり、窓である【化粧の脳科学】

◇日々の化粧が強化学習に

考えてみれば、女性はすばらしいと思う。

職場で会う女性にしても、電車で乗り合わせる女性客にしても、街で見かける通りすがりの女性にしても、ほぼ一〇〇パーセントの女性が、程度の差こそあれ、なんらかの化粧をしている。外出する前のひとときは必ず鏡に向かい、メイクアップして社会的自己を構築し、外出モードに切り替えて外出しているのだろう。そう考えると、なんとも頼もしい。

人間が他の動物より格段に優れた能力は何かと問われれば、それは社会的コミュニケーション能力だ。その点、毎朝鏡に向かって化粧をしている女性は、男性よりもよほどコミュニケーションに不可欠な社会的知性に長《た》けているといえるかもしれない。

それにひきかえ僕ときたら、髪の毛は自分で切り（所要時間三分）、髭は本や新聞を読みながら電気剃刀《かみそり》で剃る。僕にはシャンプーと石鹼《せっけん》の区別はないので、その日に手に取ったシャンプーかボディソープのどちらかで髪の毛からつま先にいたるまで洗ってしまう。そして自然乾燥させれば、僕の「ヘアスタイル」ができあがる。

ちなみにこの一連の行為に、鏡は一切介在していない。脳科学的に「化粧」を研究する中で、自分がいかに社会的自己の形成に無頓着《むとんちゃく》かを改めて思い知らされ、猛省してしまった。

いったん反省してみたとはいえ、これから先、僕が外出前に鏡に向かってしばし時を過ごすことはとてもできないだろう。鏡に向かって、人の目を意識しながら顔や髪を整えるということには、どうしても違和感がともなってしまう。僕が尊敬する作家の椎名誠さんも同じようなことを言っていたのを記憶している。手洗いの鏡の前で男が髪を整えている姿には虫酸《むしず》が走ると。そこまで極端な嫌悪感は覚えないものの、椎名さんの気持ちがわからないでもない。

鏡に向かうことや化粧に対する志向性には、あきらかに男女の差がある。その男女差について詳しくは第3章に譲るが、それでも男の僕にとっては、女性が自分の顔に日々飽きもせずに向かい合い、化粧をするために数十分という時間を費やし、鏡に向かえることが不思議でしょうがない。同様に思っている男性は、世間に多いのではないだろうか。

なぜ、女性は出かける準備にそんなに時間がかかるのだろう。男性からすると、誰もそんなに細かいところまでは熱心には見やしないのになどとつい思ってしまう。

いや、ところがそんなにあなどってはならないのだ。化粧は女性がこれから出会うであろう誰かのために社会的自己を構築する、高度で知的な儀式に他ならないのだから。

二〇〇七年七月から、カネボウ化粧品と共同で、脳科学的な知見から「美の本質」や「化粧の本質」について研究をしてきた。

その中で、興味深い検証結果がある（本研究については本書所収の恩蔵絢子《おんぞうあやこ》博士の寄稿「鏡や化粧を通した自己認知」を参照されたい）。飽きもせずに化粧を日課とする女性の謎を解く、ヒントとなるかもしれない。それは、女性が鏡に向かうときには、脳が喜んでいるということである。

人間の脳がいちばん喜びを感じるのは、他人とのコミュニケーションだということはよく知られている。とくに目と目が合うことはいちばん嬉しいことだ。化粧でもアイメイクが重要視されるのは、このためだ。アイラインをくっきりと引いて、アイシャドウでメリハリを付け、マスカラで睫毛を強調する。そんなメイクの一つひとつに、他者とのコミュニケーションでは大きな意味があるのだ。

目が合えば「あ、わたしはこの人に注意を向けられている」「関心を持たれている」「心にかけてもらっている」と感じ、脳が喜ぶ。このアイコンタクトは、コミュニケーションの基本である。

子どもは、困ったことがあったとき、無意識に親のほうを見る。そのときに親がやさしく見つめ返してあげられるかどうかはとても重要だ。見つめ、見つめ返す。見つめ返されれば子どもの脳は喜ぶ。そして愛着が生まれる。アイコンタクトで人間は育つ。幼い時分にこうして親子間でしっかりと育まれたコミュニケーションが、人間社会の基礎を築いていくこととなる。

ところでこのアイコンタクトで脳が喜ぶというのは、どういう現象なのだろうか。それは、脳内の報酬系が活発化して、ドーパミンが放出されることを意味している。

美しい音楽やおいしい食べ物、好きな異性に出会うなど、本能的な喜びを感じたとき、また、ある行動をとって周囲に認められたり褒められたりしたときに、脳内に神経伝達物質が放出される。それがドーパミンだ。

ドーパミンが放出されると人間は快楽（報酬）を得ることができ、そしてその快楽を再び得ようと、ますますそのドーパミンが放出された直前の行動を強化する。これが「強化学習」のメカニズムである。

想いを寄せる人に会えれば脳は喜ぶ、ますますその人にまた会いたいと思う。この例は恋愛の強化学習だ。おいしい食べ物や気持ちいい行為を繰り返し求めることを「クセになる」「病みつきになる」といういい方をするが、これはドーパミンによって一種のアディクションが起きていることを意味する。

化粧をすることでドーパミンが放出されるのならば、それは美の強化学習につながる。

人間が他者とコミュニケーションをとるとき、とくに他人と目が合ったときには、この報酬系が活発化してドーパミンが放出される。

それでは、鏡に映った自分の顔、自分と目が合ったときには、人間の脳は他人と目が合ったときと同様に喜ぶのだろうか。

実験の結果、鏡に映った自分と目が合ってもドーパミンの放出が計測された。

しかも、鏡の中の自分の顔でも、とくに化粧をする前の素顔の自分と目が合うことでドーパミンが多く放出された。このときに活発化する報酬系は、とくに尾状核《びじょうかく》という部位で、主に何かの行為によって得られる報酬を期待して働くとされている。

女性が、化粧をする前の素顔の自分に向かい合って脳が喜ぶ、しかも運動にかかわる部位でその現象が起こるという結果から、化粧後の自分の姿が他者（もしくは社会的）に認められることを想像し、期待感や励み、意欲といった感情が湧《わ》きあがっているとも考えられる。

化粧は、これから外に出て、誰かに会おうとする女性の気持ちを前向きにし、他者との交流を補強し、対人関係を活性化させる。また誰でも、前向きに自分と向き合ってくれる女性と対面していれば気持ちが良く、相手に魅力を感じ、好感も抱く。

化粧は女性を精神面でも支え、社会的コミュニケーションを円滑にする重要な役割を担っているのである。

◇顔に化粧することは脳に化粧すること

わたしたちにとって、顔は「祝福」であり、同時に「呪《のろ》い」でもある。

顔はいつだって両義的なのだ。

この地球上で人間ほど喜怒哀楽が激しく、感情表現が巧みな動物はいない。そして、その感情の多くが、「顔」を通して表現されている。

会話を楽しみ、目が合い、心を通わす。他者とコミュニケーションをとる上でも、顔ほど重要な役割を果たしている部位はない。もし顔がなかったならば、これほどまでにわたしたち人間はコミュニケーション能力を発揮し、高度な文明を築きあげることもなかったかもしれない。

スクリーンに映る俳優の表情に心動かされ、アイコンタクトや顔の表情によって親子間の愛着を育む。涙する友の傍らで慈愛の念を抱き、愛《いと》おしい人の笑みがこぼれる顔に、何にもまして至福のひとときがもたらされる。

人々の顔や表情が心に映るたびにときめき、ときには甘美な不安さえ過《よぎ》る。さまざまな感情が去来しては重なり合い、心の奥行きを深め、振り幅を広げては揺さぶる。顔は偶有性を生きる生命そのものの輝きなのだ。

しかしながら、顔は理不尽でもある。

誰かを思い浮かべるときに、通常まずイメージするのはその人の顔だろう。自分のことを考えても、やはり顔を思い浮かべる。それもほとんど無意識に顔を想起してしまう。人物のイメージとは、顔である。顔からすべてがはじまるのだ。

人間のすべてとはいわないものの、顔が大部分を規定してしまうことは否めない。とはいえ、自分の代名詞ともなる顔を、自分自身で選ぶことも、取り替えることもできない。親から譲り受けた顔というのもやっかいで、なかなかに不自由なものだ。自分の顔を好きで好きでしかたがないなんて幸せな人は、はたしてこの世にどのくらいいるのだろうか。

自分の顔を好むと好まざるとにかかわらず、高度な社会性を持つ人間にとって、顔の持つ影響力は支配的だ。残酷でさえある。

わたしたちは日常的に、ほとんど無意識のレベルで顔をパーソナルアイデンティフィケーションとして機能させている。その知覚認識プロセスはあまりにも強固で、どうにも揺るぎそうにない。

というのも、わたしたち人間の脳の中身は見ることができない。心やさしく、美しい思考をめぐらせていたとしても、結局、わたしたちは他者の思考や感情を、外見を通して判断してしまうという悲しさがある。自分自身、そして他者の存在を考える上でも、顔がいかに重要な役割を果たしているかを思うと、それは呪いのように重くのしかからざるを得ないといえるだろう。

だからこそ、わたしたちは友人や同僚、上司や先生、もちろん恋人といった周囲の人びとに「良く見られたい」と望み、「もっと美しくありたい」と願う。それは当然のことだ。ただ、その一方で「人は外見では測れない、要は中身だ」というのも、まったくもって正論に違いない。

この「人は見た目」という本音と、「人は中身だ」という建前。どう考えても互いに拮《きっ》抗《こう》しているようにしか思えない。しかし、最近、脳科学の実験で、興味深い結果を得ることなった。この二つの原理は拮抗するどころか、相互補完できる可能性もあるのだ。その「カウンター」をつなぐ「キラーパス」となるのが「化粧」なのである。検証からは、「美しくありたい」としてほどこす化粧は、決して皮膚の上だけの美の追求にとどまらず、脳内現象にも影響があることが示されている。もはや化粧は、見た目だけの問題ではなくなっているのだ。

化粧をすることは、自分の脳に化粧をすることでもある。

英語でビューティー・イズ・スキン・ディープ、美しさは皮膚の厚さしかないという言い方があるが、「化粧」によって人間は外見を美しくするだけではない。内面をも変えることができるのである。

先に述べた、カネボウ化粧品との共同研究の成果の第一弾として発見した脳内現象が、「素顔と化粧をした顔とでは、自分の顔に対する認知活動が異なる」ことだった。

この章では、この研究の結果を受けて、脳と顔の問題と、化粧と化粧がもたらす社会的コミュニケーションの意味を考えていきたい。

◇自分の顔こそが、死角である

ときには誰しも他者からの自分の評価に不満を覚え、相手の不理解に心を痛めることがあるかもしれない。「わたしのことを誰もわかってくれない」と。

でも、ほんとうの自分の姿など、誰がわかっているだろうか。ほんとうの自分とはなんなのだろう。自分の意識とは、何によってかたちづくられるのか。

こうした自己の認識をめぐる問題には、底がない。第一、あなたにはあなた自身の顔すら見ることができないのだ。ほんとうの自分の姿などわかるはずもない。

自分にとっていちばんの死角は、自分の顔である。

日夜、他人に曝《さら》しておきながら、自分自身ではその顔を見ることができない。鏡を使って確認することはできるが、それは「鏡像（左右が逆転している像）」であり、ほんとうの顔の左右が入れ替わった像に他ならない。試しに鏡像を反転させて「正像」をつくって「鏡像」と見くらべてみればよくわかる。

人間の顔は完全な左右対称ではないので、「正像」と「鏡像」にはギャップが生じる。もちろん、それは些細《ささい》な差であり、自分で自分が判別できないほど見映えに違いが生じているわけではない。

しかし、多くの人が自分の「正像」にはどうしても違和感を覚えるだろう。「いつもの自分ではない」と。

それもそのはずだ。普段、見慣れている自分の顔は「鏡像」なのだから。

しかし、他人が見ているあなたは「正像」だ。「わたしが知っている自分とちょっと違った顔」を、他人はあなたの顔として識別しているのだ。

こういう例は他にもある。声がそうだ。録音された自分の声を聴いて愕然《がくぜん》とした経験はないだろうか。僕は小学生の頃、買ってもらったばかりのカセットデッキでテープに録音した自分の声を再生して、ひどくショックを受けたことがある。「これ、誰の声だ?」と。

自分の喉《のど》から発せられた声を、他人が聞くのと同じように聞くのは物理的に不可能なことだ。

このように、「自分のことは自分がいちばんわかっている」と思うのは大きな誤解である。自分のほんとうの顔、ほんとうの声は自分ではわからない。見ることができる、聴くことができるのは自分以外の人、つまり他者だけだ。

自己は、他者を通してしか確認することができないのだ。

◇顔を映す鏡、心を映す鏡

化粧をするときにもっとも重要な道具は何か。それは「鏡」である。人は鏡の中の自分に、化粧をしている。

カネボウ化粧品との共同研究でまず着眼したのが、この鏡である。自分では見ることができない自己を確認するために重要な役割を果たすのが鏡だからだ。

そして、脳科学の知見から自己意識の成り立ちを考えても、この鏡という存在は非常に興味深い道具になっている。自分の顔を鏡に映してしか確認することができないように、人間の自己意識も脳の中にある「鏡」を通して認識されるからだ。

この鏡が、前章でも触れた「ミラーニューロン」である。脳科学研究の歴史では比較的新しい発見だが、このミラーニューロンの発見によって脳科学研究は飛躍的進歩を遂げた。それ以前の脳科学は脳の機能的メカニズムを解明する段階にあったといっていい。それが、人間の知性の本質を探究する道へと大きな一歩を踏み入れることになったのだ。画期的な発見だった。

さらにこのミラーニューロンには、「相手を認識する」だけではなく、もう一つ重要な役割がある。

それは「自分自身を認識する」能力だ。これを「メタ認知」という。

つまり、他者の言動をミラーニューロンが映し込むのと同様に、自分自身を認識する際にも、まるで自分自身を外側から観察しているようにその行動や意識をミラーニューロンに映し込んで認識するのだ。

鏡があってはじめて自分の顔を確認できるように、ミラーニューロンがあることではじめて自己意識を認識することが可能となる。

「顔」「鏡」は、人間の意識の成り立ちと、自己と他者の関係性を考える上で、非常に重要なテーマを提供してくれている。それでは、「顔」に具体的に変更を加える「化粧」は、どのように自己の認識に影響するのだろうか。

カネボウ化粧品との共同研究で「自分の化粧をした顔を脳はどのように認識するか」についての実験を行っている。

◇化粧をした顔は、他人の顔

われわれが行った実験は、自分の素顔と化粧をした顔、他者の素顔と化粧をした顔を見ているときの脳活動を、ｆＭＲＩ（機能的磁気共鳴映像法：functional Magnetic Resonance Imaging）で測定し、比較するというものである（以下、実験の詳細は恩藏博士寄稿の論文を参照）。

もともと、自分の顔を見たときと、他者の顔を見たときとでは脳の活動域が異なることが知られている。前述のミラーニューロンが、自己と他者の行動をまったく同じように映し出すのであれば、自分の顔と他者の顔とを同じように映し込むことになり、そうなるとわたしたちは自分と他者を混同してしまうはずだ。

現在、ミラーシステムの中には自己と他者とを判別する、いわゆる「自己帰属」を判別する領域があると考えられている。今回の「自己／他者」の顔の認識測定でも、この「自己帰属」を行う部位の活動に着目した。

その結果、自分の顔と他者の顔との認識の比較では、これまでの知見のとおり、脳の活動に違いがみられた。ところが、素顔と化粧をした顔の認識でも、同じ自分の顔であるのにもかかわらず、検証結果に有意の違いが表れたのだ。

化粧をした顔を認識しているときの脳の活動は、自分の顔を認識しているときとあきらかに異なった。むしろ他者の顔を認識しているときの活動に近かった。この結果は、いったい何を示唆しているのだろうか。

◇自分の顔をつくるのは、他者の視線

化粧をした自分の顔と他者の顔との認識に同様の脳内現象がみられたということは、どうも化粧をした自分の顔は、きわめて客観的に、まるで他者の顔を見ているようにとらえ

られているということになるらしい。パーソナルアイデンティフィケーションの決め手となる顔、しかも自己意識の成り立ちに多大な影響を与える顔が、他者の顔として認識されている。この検証結果には大きな問題が含まれていることがわかるだろう。

先に書いたとおり、自分が見た自分の顔と、他者が見た自分の顔には「鏡像」と「正像」というギャップが生じる。

そこで、鏡に映った自分と他者から見られた自分にはどのような関係があるのか、自分の顔と他者の顔の認識、その二つについての鏡像と正像の認識とのあいだにどのような脳現象の違いがあるかについても検証してみた。素顔と化粧をした顔、その各々の鏡像と正像とを被験者に見せて判断の違いの計測を行った。

すると、素顔については、通常、鏡を見ているときと同様の顔、つまり鏡像を「より自分らしい」と判断していた。これは大方、予想どおりだ。

ところが、化粧をした顔については、本来なら自分の顔なので「鏡像」を選んでしかるべきところを、他者から見た自分の顔である「正像」のほうを「より自分らしい」と判断しているという結果が表れた。これは正直、驚くべき結果だった。つまり、鏡像と正像の認識プロセスでも、素顔か化粧した顔かによって、あきらかに判断に差が出たのである。

そうなると、とたんにクローズアップされるのが自己の認知における「化粧」の役割である。化粧はわたしたちの意識の形成や自己の認識にどれほど影響があるのだろうか。

一般的に化粧には、左右の差異を少なくして対称的に見せる作用があるとされる。化粧することで、自分にとって自然な鏡に映った自分の顔＝「鏡像」と他者がいつも見ている自分の顔＝「正像」との距離を、多少なりとも縮めることができるのだ。自分の顔はたいていの場合、鏡像でしか見ることができない。しかし、化粧によって左右の対称をとることで、本来、他人が自分を見ているであろう顔＝正像に近づけることができるのだろう。

他者の視線と自分の視線を完全に一致させることはできないが、化粧をすることによって、他者が見ている自分の顔に近づけ、確認することができるようになる。つまり、他者の視線を自分の中に取り込み、自分の顔を確認することができるということである。これはかなり高度なメタ認知能力といえないだろうか。

ちなみに先の実験では、自分の素顔と化粧をした顔の鏡像／正像だけではなく、他者の顔についても判断してもらっている。その結果、他者の顔は正像が好ましいと判断するスコアが高くなった。化粧によって鏡像を正像に近づけるということは、他者が見て好意を持つ顔に近づけることでもあるようだ。

つまり、自分自身で他者が好感を持つ社会的な自己の姿をつくりあげ、その顔を他者に開かれた窓として提供していくのに、化粧は重要な役割を果たしていると考えられる。

自分の顔、声、そして意識にいたるまで、自己は、他者を通してしか確認することができない。その点、女性は化粧を通して他者の視線を自分の中に取り込み、その他者の視線を意識しながら自分の姿を確認し、社会に開かれた自己の姿を構築していることになる。

しかも、自分の顔を見る他者は特定の誰かだけではない。目の前の誰かの脳をシミュレートするのは、ミラーニューロンの得意なところだが、外出して出会う相手は必ずしも想定していた人物ばかりではない。不特定多数だ。

化粧をしている女性の脳の中では、不特定多数の他者の脳をシミュレートしながら自分の姿を照射するという、かなり抽象的で高度な知的能力を駆使していることが考えられる。

人間の本質とは、他者とコミュニケーションをとる社会的知性に表れる。

女性は日々、化粧を通してその社会的知性に磨きをかけている。この努力には、感心せざるを得ない（本章の冒頭の一文はこのことを述べたのである）。

◇化粧はソーシャルパスポート

女性にうかがいたいのだが、化粧をしないですっぴんでいると、外出できる範囲が限られてはいないだろうか。

化粧をしていないと、外出といってもせいぜい自宅近くのコンビニぐらいまでなら行けるが、その先となるとためらってしまう。人の多い商店街やスーパーマーケットに買い物に行くのであれば、少しは化粧をしてみる。バスや電車に乗って都心にショッピングとなれば、さらに化粧のレベルがアップする……。

個人差はあるだろうが、化粧が女性の行動範囲を大きく左右していることはたしかだと思われる。その意味で化粧は「ソーシャルパスポート」でもあるのだ。

化粧をするということは、人にこうみられたい、社会的に自分はこうでありたいという姿を支え、精神的にも前向きに人と接しようとする気持ちを促してくれる。化粧は女性にとっては、それを持って恣意の境界を越えて出かけていける「パスポート」であると同時に、「安全基地」であるともいえる。

「安全基地」というのは、イギリスの心理学者ジョン・ボウルビィが提唱した理論「愛着理論」に基づく考え方。人間は生まれたときから目新しいことに挑戦することで、成長を遂げる。でも、新しいことにチャレンジするには、意欲が必要だ。その意欲を支えるのが安全基地の概念なのだ。

ボウルビィが発見したのは、子どもの発達にとって父母などの保護者が与える心理的な「安全基地」が不可欠であるということだった。問題行動を起こす人の多くに、どうも幼いときにこの安全基地となる環境が欠けていたらしい。そこで、保護者が子どもたちが幼い頃に安心感を与えることが、いちばん大切なのだとボウルビィは提唱した。

子どもが果敢に新しいことに挑み、冒険することができるのは、失敗しても守ってくれる、自分には帰る場所があると思うことができる「安全基地」があってこそだ。安全基地があることで、目新しいこと、不確実なことに対しても意欲的に向き合おうという気持ちが起きる。

この「安全基地」の概念は、もともとは子どもと保護者間の問題だったが、コミュニケーションの問題全般に関して、応用範囲が広い概念でもあるだろう。たとえば、会社での上司と部下との関係、教師と生徒との関係といった人間関係はもちろんのこと、精神面で支えるという意味では、化粧と女性との関係についても応用ができる。

人間、誰にとっても、他者とのコミュニケーションほどつねに目新しく、不確実なことはないので、「安全基地」が必要となるのである。

同居している家族や頻繁に会合している親しい友人など、コミュニケーションを密にとっている間柄なら、自分が発した言葉に対して相手がどう答えるかがだいたいは予想できる。しかし、ぴたりと完全一致することはまずない。必ず、なんらかのズレが生じる。この一つひとつのズレこそがコミュニケーションの新鮮さであり、不確実性だ。

この不確実性に満ち満ちた他者とのコミュニケーションに、意欲を持たせ、積極的に参加を促すための一つの「安全基地」が、女性にとっては化粧だといえる。この安全基地が信頼できれば信頼できるだけ、化粧は「どこにでも行ける」パスポートとしての能力を、存分に発揮することができるのだ。

◇朱に交われば、赤くなる

化粧がソーシャルパスポートとして機能するためには、いくら自分が「こうでありたい」と思い込んで化粧をしても、あまりにもそれが個性的というか、ユニーク過ぎると、パスポートとして通用するどころか、なかなか他者には受け入れられにくくなってしまう。化粧にもほどほどの限度があるのだろう。「ほどほど」の基準となるのが、その女性が属している社会であり、コミュニティで「共感」を得られるかどうか、という問題なのではないだろうか。

街で歩いている若い女性のグループを見かけると、不思議なぐらい似ていると感じることがある。ランチタイムに見かけるOLたちも、制服姿ということもあるのだろうが、顔つきが似ているような気がしてならない。以前渋谷で流行っていたガングロと呼ばれる集団も、みながみな隈取《くまど》りのようなメイクをしていて、誰が誰だか見分けがつかなかったものだ。もちろん、仲間内では顔のバリエーションにしろ、化粧の仕方にしろ、非常に微細な差異まで認識でき、そこにパーソナルアイデンティフィケーションが確立していたのだろう。彼女たちは外見に対してコミュニティ内で通じるルールを持っていたに違いない。

ただ、一歩引いて見ると、とある集団はひとまとまりに「同じ顔」に見えてしまうものだ。

また、まったく文化風習が異なる集団の化粧も、彼女たちにとっては普通のメイク方法であっても、僕たちにとっては異様に感じることも多い。日本でも、平安美人と呼ばれる女性の化粧は、眉毛《まゆげ》を剃ってその代わりに額に丸い繭玉のような眉毛を描いていた。あれはどう考えても変に思えるが、当時はその化粧方法が大流行していたわけで、美の基準でもあった。

このように、化粧の方法も基準もスタイルも相対的なものである。ただ、そのコミュニティに属している限り、どうしても右に倣えと同じメイクをしたくなるのが、女性の心情のようだ。これにには科学的な根拠となる検証もある。

エモリー大学の研究者でフィリップ・ロシャという学者は、次のような実験を考案した。

小さな女の子の額に赤いパッチを付けると、女の子は鏡を使ってそのパッチを調べて取ろうとした。いつもはパッチが付いていないわけだから、違和感があって当然だ。

しかし、別の実験で、その女の子と同じ年頃の女の子たちが額に赤いパッチを付けて待っている部屋に、今度はパッチを付けないでその女の子に入ってもらうと、女の子はもう一度自分の顔を鏡で見て、パッチが付いていないことを確認し、今度は逆に「わたしにも付けて欲しい」と言ったという。

これは、いわゆるピアプレッシャーといって、「他の人と同じになりたい」「同じにすべきだ」というプレッシャーの一つの表れである。

人間が鏡を通して自分の顔を認識する能力を持つことによって、外見についてもピアプレッシャーを感じる回路が開いてしまったのだろう。

女性の化粧の基準にも、このピアプレッシャーは深くかかわっているといわざるを得ない。それは没個性といった消極的な性質のものではなく、どちらかというと共感能力を持つがゆえの感覚、もしくは共同体意識のようなものだ。他の人と同じであると安心する、より一体感が深まる、そんな効果があるのかもしれない。ピアプレッシャーは、社会的な協力関係を高度に発達させた人間だからこそ抱く感覚なのだ。

先に、女性が化粧をするときには自分の脳に不特定多数の他者の視線を構築すると書いたが、不特定多数とは社会全体、もしくは帰属しているコミュニティ全体を示すことでもある。化粧には、じつはこうした抽象的な人称の視線を自己認識に取り込むという、非常に難度の高いシミュレーションの側面もあるのである。

◇いきいきと生きていくために

化粧品を選ぶ、買う、そして実際に化粧をする。それには人それぞれ、いろいろと理由も動機もあるだろう。

外見にコンプレックスを持っていて、どうにか克服したいと思う場合もあるだろうし、好きな男性に会う、もしくは素敵な男性と出会いたい、友人と楽しく過ごしたい、職場で注目されたい、クライアントに好感を持たれたいなど、じつにさまざまな切実な思いが、化粧を取り巻いている。

いずれの場合であれ、そうした思いは生き方の問題に他ならない。他者と交流しながら、どうすれば、自分がいきいきと生きていけるか、という問題だ。

人間はきわめて高度な社会的知性を持っている。そして脳がいちばん喜ぶのは、他者とコミュニケーションをとることだ。逆にいえば、人間は他者との関係なしに、知性を育み、人間性を築くことはできない。人間には他者とのいきいきとした折衝が必要であり、コミュニケーションこそが脳を活性化させ、人生を豊かに、充実したものへと導いていく。

その意味で、化粧は女性にとって最大のコミュニケーションツールなのだ。

だからこそ、化粧をするということは、どう生きるかという問題に直結する。

もはや化粧は外見を美しくするにとどまることはない。社会的知性を磨き、対人関係に前向きになり、積極的に活動ができる。いままでの行動範囲よりも遠くに足を延ばすことができれば、新しい出逢《であ》いもあるかもしれない。世界が広がり、人生は変化に富む。

顔を化粧することは脳を化粧することである。

それは同時に、人生にも化粧をすることになるのかもしれない。

第3章　美女と野獣【美の進化論】

◇美は剣よりも強し

美はつねに権力と結びついてきた。歴史的にみても、その例は枚挙にいとまがない。権力を握った者が最初に何をするかというと、たいていの者が美を求め、それを掌中に収めようとする。

ルイ十四世は贅《ぜい》を尽くしたベルサイユ宮殿を建造し、美術館の起源とされるルーブル美術館は、ナポレオン一世が遠征時に持ち帰った美術品を戦利品として陳列したことにはじまる。大英博物館にしろ、エルミタージュ美術館にしろ、それらは覇権《はけん》をきわめた権力者が蒐集《しゅうしゅう》した美の殿堂だった。美は、輝かしく明示的な権力の象徴なのである。

日本の歴史においても同様の例がみられる。美とは無縁にみえる、戦で勝ち残った猛々《たけだけ》しい武将でさえも、勝った後には美に執着した。足利義満《あしかがよしみつ》は朝廷文化と武家文化とを結びつけて華麗な北山文化を築き、足利義政《よしまさ》が庇護《ひご》した東山文化は幽玄の美を湛《たた》えたものだった。

なかでも豊臣秀吉の美への執着は顕著だった。足軽にはじまり、成りあがって天下人の座に就くと、権力を振りかざして周囲を美で固めた。豪華絢爛《けんらん》な聚楽第《じゅらくだい》を建設し、黄金の茶室までつくり、それを大茶会で披露した。挙げ句の果てに家臣の明眸《めいぼう》麗しい妻を側室に娶《めと》ることを画策している。

力を持った者は美を希求する。そして、美をもって権力の証とした。その方途に古今東西、大きなブレはない。共通の原理が働いている。

権力闘争に打ち勝った者は、生物学的にいえば種内の「トップの雄」、「アルファー・メイル」である。いわば、ボス猿だ。アルファー・メイルの多くが群れの中でハーレムをつくり、生殖可能な雌の集団をつくらせる。一人の権力者に複数の女性が仕える側室制度や江戸時代の大奥はまさにこの構造に違《たが》わない。

ダーウィンが生物の適応戦略として、いわゆる実力行使によって生き残る、生存競争を自然淘汰のメカニズムとして提唱したが、後になって「美」による淘汰も理論化して生物の進化論を補完している。それが、すなわち性淘汰の問題である。

厳しい自然環境のもと、生命力が強い個体が生き残るのは理にかなっている。そのために、自然の環境に合わせて、生存適応性を高めるようにと生物は進化してきた。ところが、このメカニズムだけでは説明しきれない進化があった。これにはダーウィンも頭を悩ませた。その有名な例がクジャクの尾羽である。

◇過剰は美なり

クジャクの尾羽は、単純な自然淘汰の進化論からみると、どう考えても邪魔であるように思われる。天敵から身をかわすために使えるわけでもなく、闘争時に武器となるわけでもない。ただ、じつは一つメリットがある。その尾羽を見て同種の「雌が好む」という点である。つまり、「雌にモテる」ためにだけ、無駄に巨大で、過剰なまでに壮麗な装束を身に纏《まと》うことになったのである。

しかし、クジャクにとってみれば、美しい尾羽は死活問題以外の何ものでもない。その美しさと繁殖の可能性は比例しているからだ。同じクジャクの種でも、おもしろいことにシンメトリーに生え揃《そろ》い、鮮やかで、大きく優雅な尾羽を持つ雄ほど、繁殖に有利だという。つまり、美しいほど、モテるのである。

こうしてクジャクの尾羽はいまのような形状に進化してきた。より華麗で、より大きく、よりかたちが整った雄が雌に選ばれて、生殖し種を残す。その子孫も美しい尾羽を持つ雄が雌に選ばれて、生殖し種を残す。これを繰り返していくと、より長く、より美しい尾羽を持つ遺伝子が雌の選好により残されるため、尾羽の特徴はますます強化されていく。

となると、生物の適応戦略としては、まったく異なる二つの次元が考えられることになる。「力」で生き残るメカニズムと、「美しさ」で選ばれて生き残るメカニズムだ。能動と受動のメカニズムである。アルファー・メイルは社会的地位や権力を背景に、美を選ぶ権利も獲得した。選ばれる側は美を纏い、選ばれるよう努めた。

英語では、「トロフィー・ワイフ」といういい方がある。女性を戦利品のように扱う不適切な表現で、はなはだ問題だとは思うが、それでも勝ち組が美しい女性を選ぶ、これには歴史的な事実としての客観性はある。アルファー・メイルとトロフィー・ワイフの組み合わせは、進化論的には最強のカップルなのだ。

しかもこの二つの原理は矛盾するものではない。時の権力者が美を掌握し、つねに美が力とともに共存してきたことを考えると、相補関係にあると考えるのは蓋然性《がいぜんせい》が高い。

もっとも、おもしろいことに、腕力も頭脳も持ち合わせたアルファー・メイルと、雌にモテる雄というのは、また違うという。これはなかなか興味深い。アルファー・メイルは「選ばれる」立場になると、めっぽう弱いのだ。『源氏物語』の主人公の光源氏は、宮廷きっての色男だったが、決してアルファー・メイルではなかった。逆に「猿」と呼ばれ、決して美しくはなかった秀吉はアルファー・メイルの代表格だが、女性にモテたとは言えない（モテなかったが、女性が好きで大坂城内だけで三百人に及ぶ側室を抱えていたという逸話が残っている）。

つまり、性淘汰においてアルファー・メイルは、同性間闘争で力ずくで実権を獲得するしかないのだ。そして自分が「選択権」を握って配偶者を手にする。一方で、選ばれる側は美しさを磨くことで「選ばれ」、生存競争に勝っていくのである。

そして、人間の性淘汰を考える上で興味深い問題が「顔」である。

人間が他者を認識し、選択する際には顔がきわめて重要だ。性選択においても、人間の場合は一般的に顔が、クジャクの尾羽と等しく選好基準になっているのではないだろうか。

そして、美についての選好基準はつねに主観的で恣意的なものである。つまり、もっとも恣意的な要素が顔に反映されている。

クジャクは、選ばれる性である雄が進化の過程で美しい尾羽を有することができた。選ぶジェンダーと選ばれるジェンダー、選好の主体が力を、客体が美しさを獲得していく。となると、人間においては、基本的には女性が美を進化させていくことになる。

美の生物進化の原理と力の生物進化の原理の相補関係は、人間における「顔」や女性がほどこす「化粧」の問題を考える上で、非常におもしろい問題を提起する。

そもそも、なぜ一般に女性だけが化粧をしているのかという客観的な事実を考えても、見られること、選ばれることを前提とした性のあり方が浮かびあがってくるのである。

◇美を生み出すバブルの構造

美の基準はきわめて恣意的なものだと述べた。

また、人間が社会的な動物である以上、他の人が欲しいと思っているものを、自分も欲しくなるという心理構造がある。

美に対する評価も同じで、みんながこの人を美しい、かわいいと言うから自分も同じようにその人をかわいいと思いはじめてしまうことがあるのだ。人気モデルが多数の視聴者に支持されればされるほど、支持母体は膨らんでいく。こうして時代のミューズやアイドルが生まれる。

だいたい、レオナルド・ダ・ヴィンチの《モナ・リザ》を見て自分の審美眼で「ほんとうにすばらしい」と判断できる人は、全体のどれくらいの割合だろうか。「《モナ・リザ》は名画だ」という最大公約数の意見を自分に内在化してしまって、無意識のうちに「この絵はすばらしい」と思ってしまってはいないだろうか。

美に関しても、他人の欲望をみずからの欲望として内在化して引き受けてしまうことがあるのだ。

コンテストにしろ、株価の形成にしろ、流行やブームにしろ、大勢が支持するものにさらに票が集まっていってしまうという構造がある。しかも、美や快楽など、恣意性の高い判断には絶対的な基準がなく、つねに流動的であり、時とともに基準も更新され続ける。

賞の選考に参加することがある。この賞の選考というのもなかなか難しいもので、美の評価と同様、正答がない。恣意的といえば、まさに恣意的な判断となる。複数の意見があったとしても、選考委員でラウンドテーブルを囲み、話し合っていくうちに、多数派寄りに意見が修正されていくことがある。「自分は作品Aが良いが、みんなが作品Bを良いというのなら、わたしも作品Bが良いような気がしてきた」と、意見を多数派に合わせて調整してしまう傾向があるのだ。

それは、自主性が欠如している、没個性といった消極的な側面というよりも、人間の社会性を考えるといたしかたないことと考えたほうがよいだろう。そうでなければ、それこそ流行やブーム、経済の浮き沈みなんてものは存在するはずがない。

美の基準というのも、長い時間をかけて社会や時代というラウンドテーブルの上で揉《も》まれ、欲望の共有化、選好の同調化によってかたちづくられてきたのではないだろうか。それはたとえば、「バブル」の膨張と崩壊のプロセスとも同じであるように思えてならない。

◇脳を活性化させるバブル

ときおり人類の歴史を揺るがせる経済の「バブル」とその破綻《はたん》。「バブル」それ自体については、金融破綻に端を発する世界経済の混乱のさまをみると、否定的にとらえられて無理もない。しかし、僕はこの「バブル」のメカニズムに非常に注目している。それは脳を活性化させるプロセスととても近いからだ。

世界最古といわれているバブルは、一六三三年から三七年にかけてオランダで起きた「チューリップ・バブル」だ。当時オランダは「海上帝国」と呼ばれるほど植民地支配を広げ、貿易で栄えていた。香辛料貿易で得た莫大な富を背景に、このバブルはとことん膨張した。

オスマン帝国から輸入したチューリップの球根は人気が高く、モザイクウィルスに感染して斑入《ふい》りの花を咲かせる希少種は、それこそ当時の熟練した職人の二十年分の賃金に相当するほど価格が高騰したという。

たかが、チューリップである。しかし、春先に可憐《かれん》な花を咲かせるあの小さな花に、人びとは熱狂し、夢を見て、私財を投じ、人生を賭《か》けた。バブルが膨張すればするほど、人びとはさらに熱狂し、投機熱はますます過熱していった。

しかし、当然のことながら「バブル」ゆえ、熱もはかなく一瞬にして冷める。ほどなくチューリップの価格は暴落し、昨日まで二十年分の賃金だった価値が、今日にはタダも同然になる。

バブル崩壊の前と後では、世界は一変してしまう。美のみえ方の基準が異なってしまう。それは脳の神経細胞が興奮し、夢を見て、一斉に活動し、スパークした瞬間に降りてくるひらめきに似ている。そしてひらめきの前と後では、世界のみえ方がまったく変わるのである。

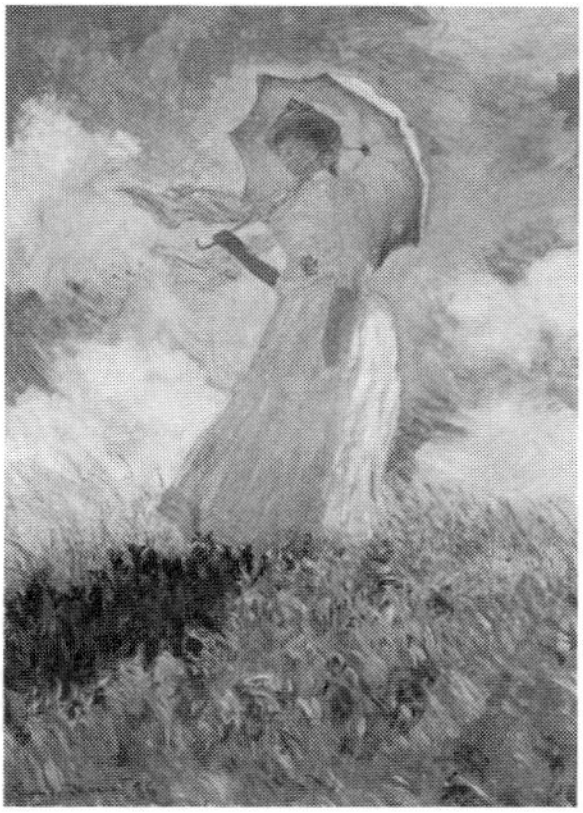

クロード・モネ
《傘を持った婦人》
(パリ、オルセー美術館)
Alamy／PPS通信社

僕の経験では、モネの《傘を持った婦人》の絵は、最初はカレンダーや喫茶店の壁を飾る複製品のポスターの類《たぐい》の絵だとばかり思っていた。ところが、オルセー美術館に行って実際に見たら衝撃を受けて、この作品に対する評価が一変した。いまでは、この作品は僕の頭の中では「美の殿堂入り」をした絵になっている。

ある日、ある瞬間、あるきっかけで、もののみえ方ががらりと変わるのだ。

いままで気にもとめなかった異性が、ある日突然、ふとした瞬間に気になりはじめる。「この人と付き合っても良いかもしれない。そうしたら幸せになれるかもしれない」。これが恋愛のバブルである。

美の基準というものも、こうした意識ががらりと変わるバブルによってつくられているのではないだろうか。美意識の変遷は、わたしたちの美に対するみえ方が変化していったひらめきの蓄積ともいえるだろう。

◇顔の美

それでは、美人とはどう定義したらいいのだろうか。

顔が一種の造形である以上、目鼻立ちの黄金比や対称性といった、一般的な美が準拠している基準を、ある意味では共有していると思うが、それでも表層のかたちだけでは判断できないところもある。というのも、花や宝石、客観的な美術品とは異なり、人間は心を持った存在であり、人間は顔にその人の心のあり様を求めているからだ。

現京都大学教授の吉川左紀子氏らは、一九九四年にイギリスの科学雑誌「ネイチャー」に発表された研究で、さまざまな顔を集めて合成し、平均した顔の魅力度について調べた。その結果、全体の平均顔は十分に魅力的であることを確認した。全体の中でも魅力的な顔を集めて、その平均を表現した顔は、さらに魅力的であることをみいだした。また、全体の平均顔に比べて、魅力的な平均顔が持っている特徴を強調すると、さらに魅力が増すということを示した。これらの知見は、さまざまな特徴の間のバランスがとれた顔が魅力的であること、魅力的な顔の特徴はいまだ「進化」の途上にあるかもしれないこと、そして、化粧は、いわばそのような進化における変化の方向性を「先取り」するものである可能性があることを示している。

平均顔が美人であるということの意味は何か。多数の人にとって親しみやすく、感情表現が読み取りやすい顔が美人顔であり、ハンサムだということかもしれない。養老孟司《ようろうたけし》先生にこの話をしたところ、平均というのはいちばん多いことを意味しているのだから、もしそうならば世の中の大半の人が美人、あるいはハンサムでないとおかしいのではないかと言われた。たしかにそうなのだが、じつは顔には非常に多くの要素があるので、そのすべてが平均値に近い人はとても少ないのである。

俳優に美男美女が多いというのには、ある意味では合理的な根拠がある。つまり、美男美女＝平均顔は、きわめて感情がわかりやすく表現されているということになるのだ。第1章で、顔が「心の窓」であることを語ってきたが、顔の美とはまさに感情表現の豊かさにつながっているわけだ。整った顔立ちは、いうなれば風通しのいい窓ということになる。人間の奥深い喜怒哀楽を映し、内と外とをつなぐ窓なのである。

つまり美人かどうかは、物理的な造形より、コミュニケーションのとりやすさに重点がおかれていると考えられる。

それと、おもしろい指標だと思うが、脳科学で顔をテーマに取りあげるときには、美しいかどうかという判断よりも、むしろアトラクティブネス、つまり魅力を感じるかどうかで判断されている。

アトラクティブネスという判断は、つねにどちらがより魅力があるか、という判断である。その「序列」が「強制選択法」で研究されることになる。たとえば、女性が二人いて、どちらを選ぶかという、比較選択となる。このチョイスには、もちろん欲望と深く結びついているという意味では、美の要素も重要なポイントだ。

しかし、美はアトラクティブネスの要素の一つにはなり得るが、唯一絶対の基準にはなり得ないのである。

◇男性脳と女性脳

脳には男女差がある。何が違いかというと、女性のほうが共感能力に関しては高い傾向がある。もちろん、このことには個体差があり、ようするに共感指数を示すガウス分布の山が男性よりも女性のほうが高いという意味である（ある個人を比較すれば当然逆もあり得る）。

柴田翔の自伝的小説『されど　われらが日々――』の中で、男の子と女の子が積木遊びをしているシーンがある。その遊びに対する男の子と女の子の対応の違いがおもしろい。男の子は、自分が勝ったか負けたかという遊びの結果にムキになるが、女の子のほうは、勝敗が問題なのではなく、二人で一緒に遊んでいる、それ自体を大切だと考えている。

一般的には、女性のほうが人間関係やコミュニケーションに依拠した行動をとることが多く、したがって共感能力や周囲に対する同調能力が高いと考えられている。

その意味で、女性はどちらかといえば自分自身の価値基準や独断で世の中を闊歩《かっぽ》しようというより、周りの人と同調し、また自分がどうみられているかという他者の視線を自己の成り立ちに反映させることを大事にしながら、社会と折り合いをつけて生きていこうとしている。

こうした女性の共感能力は、女性がおかれている社会や文化による影響であり、女性が後天的に身につけざるを得なかった悪《あ》しき性向だと批判された時代もあった（いまでも、そう考えている人はいるかもしれない）。フェミニズムによる言に「人は女として生まれてくるのではない。女になるのだ」というものもある。シモーヌ・ド・ボーヴォワールが『第二の性』において述べた言葉である。この言が示唆する主張の是非は別にして、この認識は正しく事実である。なぜなら、人間の自我も人格も、他者との兼ね合いで構築されていくからだ。

それは女性に限ったことではなく、男性も同じである。ただ、一般的に女性は男性よりもどちらかというと他者との関係性に敏感な傾向があるというだけだ。この傾向はあくまでも生物学的な起源における話である。

また、他者の行動をシミュレートするミラーニューロンの近年の発見や、コミュニケーション能力が徹頭徹尾社会的な人間の知性の本質である点を、脳の構造から考えれば、社会的な人間関係を中心に据えて自分の存在を構築していく女性のほうが、よほど洗練されているといわざるを得ない。

その一方で男性はどうかというと、抽象的、論理的思考が強く、システムを分析、検討し、そのパターンを支配する隠れた規則を探り出そうとする衝動、システムを構築しようとする傾向にあるという研究もある（『共感する女脳、システム化する男脳』サイモン・バロン＝コーエン著、三宅真砂子訳、日本放送出版協会、二〇〇五）。もちろん、これはあくまでも傾向であって、共感能力に長けた男性もいるし、システム化を得意とする女性もいるだろう。

ただし、どうもこの共感能力とシステム化の能力は相補関係にあるらしいという点は興味深い。つまり、共感能力が高い数値を示す人は、物事を論理的に考えることが苦手で、逆に執拗《しつよう》に物事の論理性を追究する人は、共感能力が低いという傾向があるらしい。

たとえば自閉症は、ある意味極端な男性脳ともいえる。自閉症が一〇対一の割合で男性に多いことは、何かが関連しているのかもしれない。第1章で触れたとおり、自閉症の人びとは、他人とのコミュニケーションが苦手であるといわれる。しかし、その内面では、ある特定の領域に関する非常に高い関心を育み、その領域に隠されているシステムを探求したいという強い欲求を抱えている場合も少なくない。

歴史に名を残した「天才」と呼ばれる人物には、自閉症スペクトラムに属するような人だったという説がある。万有引力を発見したアイザック・ニュートンや、相対性理論を提唱したアルベルト・アインシュタインをはじめ、レオナルド・ダ・ヴィンチやトーマス・エジソンもアスペルガー症候群（比較的軽度の自閉症）であったとする論者もいる。

アインシュタインは寒い日にカーテンを首に巻いて知人の家に来たという逸話がある。周囲の目を気にしたり、ファッションに気をつかったりということがなかったのだろう。

実際、わたしたちが「マッド・サイエンティスト」を思い浮かべるときには、周囲の目を気にせず、見た目は悲惨、頭の中では世間があっと驚くものすごい発明をしているかもしれないが、頭髪はぐしゃぐしゃ、よれよれの白衣を着て、世俗にはとんと疎い。そんな科学者の姿を想像するのではないだろうか。マンガに描いたような極端なイメージだが、これはある面では理にかなっているのだ。

しかし、不思議なことに、こうした絵に描いたようなマッド・サイエンティスト像には、決して女性の科学者の影が現れることがなく、男性だけである。

◇見られることの欲望

僕は、子どもの教育のことについて意見を求められることが多いが、そのときには決まって「たくさん褒めてくださいね」と言うことにしている。子どもに限らず、人間は褒められることがいちばん能力を伸ばすきっかけとなるからだ。

褒められることは誰だって嬉しい。嬉しいということは、脳内で報酬系が働き、ドーパミンが放出されている状態を示す。この脳内報酬物質を放出させるきっかけとして、外部からのもっとも強力な刺激となるのは「他者から認められる」ことなのである。つまり褒められることが、人間の脳をもっとも活性化させるのだ。

だから、わたしたちは認められたい、評価されたい、注目されたい、見られたいと、他者からの視線や関心を強く欲している。自己と他者との関係における「見られること」の欲望も、「受け身であること」の快楽も、人間にとっては根源的な欲望なのだ。

ところが、男性は受動的な性として生きることを潔しとしない。アルファー・メイルが男性性の象徴であるように、実力で闘争に勝って能動的な権力を握り、女性を「選ぶ」権利を獲得する。これが男性たる姿だ。こう、考えているのかもしれない。もしも、アルファー・メイルが実力でのしあがるのではなく、コンテストのように女性たちによる人気投票で「選ばれる」性となったら、また違った位相が立ちあがるかもしれない。

ともあれ、男性はあくまでも能動的な性だという「フィクション」の上に生きているため、それが揺らぐことに危機感を覚えがちである。他者に同調して自分を変えること、他者の視線を気にして自分の姿を意識することや、自己が変わってしまうことに必死で抵抗する。適切な事例ではないかもしれないが、幻覚作用のある薬物でバッドトリップに陥ってしまうのは、女性より男性のほうが多いという。それは、女性は身を任せる術《すべ》を知っているが、男性は頑《かたく》なに理性を固持しようと抵抗するからだともいわれている。

男性は、自分の髪形や顔に変化を加えることにも抵抗感があるのではないだろうか。

僕は普段の生活でほとんどといっていいほど鏡を見ない。髪もくしゃくしゃで、ともするとマッド・サイエンティストにまっしぐらだ。ただ、さすがにテレビ出演などで公衆の面前に出るときは、テレビ局のメイクさんに顔にファンデーションを塗ってもらったり、スタイリストさんが準備した服を着たりする。

ただ、こうして自分の身なりを他人によって整えてもらうようなことがあると、とたんに落ち着かなくなる。どうも自分が自分でないような感覚、自分の中に他者の要素が入り込むことで自己が揺らいでしまうような不安を覚える。それは禁断の園に足を踏み入れてしまうような、パンドラの匣《はこ》を開けてしまうような危機感である。化粧に長けた女性には、こんな男性のガラスのように繊細なハートを理解できないかもしれない。

もちろん、このような危機感を、男性がみな抱いているとは限らない。個人差はある。だが、女性が抱く感覚とは確実に異なるはずなのだ。

一般に共感能力が高く、他者とのコミュニケーションを通して自己を構築している女性のほうが、その成り立ちからしてすでに自己の中に他者性を内在化させている面がある。そして他者から「選ばれる」性として、見られることの欲望を追求し、受け身であることの快楽を享受している。もちろん、この欲望のあり様は、女性が日々、化粧をしていることと深く関係している。

◇行動主義的化粧

「悲しいから泣くのではなく、泣くから悲しい」とは、行動主義が隆盛だったときによく使われていたフレーズである。つまり、泣いている自分を観察して悲しく感じるという、感情や意識に先行して、まずは最初に行動があるという考え方だ。

行動が内面化して感情や意識に影響を及ぼすということは、女性の化粧についても当てはまるところが多いのではないだろうか。前章で述べてきたとおり、化粧をするということは自己の中の他者性を顕在化させることである。女性は一般的な傾向として男性にくらべて共感能力や同調性が高いとされるが、化粧をすることによって、それらを高めているということも考えられる。

女性のあいだでは、「化粧をする」というより「メイク」という言葉のほうが一般的なようだが、メイクとは文字どおり、つくる、つくり替える意である。自己認識、そしてパーソナルアイデンティフィケーションの中核にある顔を、みずからつくり替える行為が化粧である。

また、女性がする化粧が、いつも決まったメイクであるとは限らない。仕事のときは控えめにするが、仕事帰りに食事に行ったり、飲みにいったりするときはメイクを変えてみる。もちろん、会う相手が好きな男性であれば、またメイクは変わる。その場、そのとき、そして目的に合わせて、顔をつくり替えるのだ。

素顔から化粧顔への変化は一定のベクトルではなく、あらゆる方角に向けられている。

化粧顔はつねに更新されているのだ。そしてつくり替えた顔によって、ふるまいが変わり、意識も変えられていく。

このとき、脳の中にある一千億ともいわれる神経細胞がシナプスをつなぎ替え、新たな結びつきをつくっていく。その意味で、化粧することとは、脳のこのダイナミクスに基づいて神経細胞の結合部位を変化させる「学習」なのだ。顔の化粧をすることは、脳の化粧をすることと同じなのである。

女性の場合、素顔と化粧をした顔との行き交いが、とてもしなやかでいて自然だ。僕がテレビ局のメイク室に入ったとたん、急にぎくしゃくしてしまうのとはまったく次元が異なっている。女性は化粧を通して柔軟に、「学習」を日々行っているのだろう。

わたしたちの肉体の中で脳ほど可塑性が高い臓器はない。しかも、その変化はオープンエンドだ。たくさん食べれば胃は満腹になる。息を吸い込むのも限界がある。急に運動し過ぎれば、筋肉痛を起こし、関節を痛め、場合によっては疲労骨折を起こす。身体能力は鍛えることはできるが、有限だ。しかし、脳だけは限界がない。不断に神経細胞のつなぎ替えが続くだけである。「学習」にはゴールがないのだ。

女性は選ばれる側の性として、見られることの欲望をみずからの報酬として、化粧をする。そして、化粧という行為は外見の変化だけではなく、内面にも変化をもたらしている。男性が日常的に顔に化粧をするというのは現実的ではないが、「脳の化粧」については、男女問わず、積極的に実践していったほうがよいように感じられる。

第４章　饒舌と沈黙のあわい【秘密を抱く女は美しい】

◇わたしを責めることは、神を責めることだ

人間の大脳新皮質のうち、その約三分の一にあたる部分が視覚にかかわる領域だといわれている。人間は進化の過程で視覚優位の脳を獲得してきた。わたしたちの知覚は、過度に「視覚」に偏っているのだ。したがって、外界の情報が視覚中心に処理されていても無理はない。人間がお互いの顔を見て相手を判別してしまうのは、道理でもあるのだ。

しかし、その一方では見た目だけではない、心の動きを追う必要もある。少なくとも人間は造形芸術でも自然造形でもなく、心を持った存在だからである。

けれども、視覚優位の脳のメカニズムから考えると、当然、功罪相半ばしてしまう。人を顔で判断してしまうがゆえに、外見が邪魔してその人の内面が伝わってこないこと、内面がどんなに美しくても外見で判断されてしまうことで悲劇も生まれる。

大学院のとき、ドイツ文学の授業にもぐり込んだ。柴田先生の指導のもと、ゲーテの『ファウスト』を読んでいた僕は、ある場面に違和感を覚えたことがあった。第2部に登場す

るケンタウルスが大変美しい心を持っているというくだりだった。僕は柴田先生に「獣のような醜い姿をしたものに美しい心が宿っていることは、奇異な感じがしますね」と率直に感想を述べたら、柴田先生は「まさにそこが本質的な問題なんですよ」と答えられた。ようするに、ゲーテは醜い肢体と美しい心のコントラストを描くことによって、外見と精神に引き裂かれた生の残酷さをわたしたちに伝えようとしているのだと。

このことはデヴィッド・リンチ監督の映画『エレファント・マン』(一九八〇)にも通じる。

『エレファント・マン』には、よく知られているように実在のモデルがいる。

本名はジョセフ・ケアリー・メリック。出生証明書によれば一八六二年にイギリス中部のレスターに生まれた。二歳の頃に母親が息子の異常に気づき(現在では、骨や皮膚、その他器官系の肥大化を引き起こす疾病のプロテウス症候群と、第一種神経繊維腫病との合併症という説が有力である)、その後、年を経るごとに病状は悪化。実の母には十歳のときに先立たれ、義母に疎まれて実家を出ざるを得なくなる。その後は、見世物小屋やサーカスを転々とし、自分の変形しきった肉体を大衆の好奇の目に曝し、生計を立てた。

そんな生活を送るジョセフをすくったのは、フレデリック・トリーヴスという一人の医師だった。心身ともに疲れきっていたジョセフを保護し、療養の態勢を整えた。最期のときを迎える数年のあいだ、ジョセフはようやく安住の日々を得たという。そのまま病院で二十七歳（検死陪審では二十九歳）で永眠している。

生前のジョセフを知る人によれば、彼は内面的には優れた知性を持ち、読み書きの能力もあり、物静かで、優しい性格であったという。しかしながら彼の容姿は奇怪で、外界との自由な折衝を著しく阻まれた。彼がどんなに美しい心を持っていようとも、奇異な外見が心の表出を阻んだ。そこに悲劇がある。

ジョセフの思いが託された詩が残されている。その言葉は切実でいて、激しい。しかし、そこには運命を嘆く悲哀というよりも、むしろ難病を患ったわが身の現実をみずからの生と受け入れ、生命の淵源《えんげん》に到達した深い洞察がうかがえる。

確かに私の姿は変わっているが
私を責めるのは神を責めることだ

もし私が自分を新たに創造できるなら
あなたにきっと気に入ってもらえることだろう
北極から南極まで両手を伸ばしたり
掌《てのひら》に大海を収めたりできるなら
私は魂で測られるだろう
心こそが人間の判断基準なのだから

◇現実と仮想に引き裂かれた顔

マイケル・ジャクソンがエレファント・マンに取り憑《つ》かれ、ロンドン大学病院に収められているジョセフ・メリックの遺骨を買い求めようとしたエピソードは人の心を打つ。

このエピソードには「いま、ここにいる現実のわたし」と「まったく異なる仮想のわたし」とに深く切り裂かれた生について思念せざるを得ない。

マイケルはつねにメディアから追い回され、その顔は世界中の聴衆に曝され、消費され続けることを余儀なくされた。しかし、彼の内なる世界は深く閉ざされ、現実とは隔絶した大人不在の夢の国「ネバーランド」の孤独の君主となっていった。「見られる」ことを宿命づけられたマイケル・ジャクソンの顔と、耐え難く、動かし難い現実を受け入れて生きたエレファント・マンの不動の遺骨。このコントラストに、思わされるところは多い。

顔の呪縛《じゅばく》は悲劇をもたらす。

しかし、顔はあくまでもその人の生の一部であり、具象化された表象に過ぎない。本質は、その表象の向こう側にある。人間の認識における視覚優位は避けることはできないが、その内側に湛えられた生の普遍のダイナミズムに到達できたときに、ようやく顔の呪縛から逃れることができるのかもしれない。

◇本質は目には見えない

イギリスに留学していた頃に、「インディペンデント」紙で読んだイスラム教に改宗したイギリス人女性の話がいまでも強く印象に残っている。

その改宗したイギリス人女性が語るには、生まれ育ってきた母国では、ずっと自分はどういう顔をしているか、そして自分の姿かたちは周りの人にどのようにみられているか、といった外見をいつも過敏に意識せざるを得なかったという。記事では、その女性は外見にコンプレックスを抱く必要もないような、とても美しい人だったらしい。

それでも、つねに外見で判断されることに精神的なストレスを抱え続けてきたという。それが改宗してイスラム圏で生活するようになって、彼女は女性として生きてきて、はじめて開放感を覚えることができたというのだ。

ご存知のとおり、敬虔《けいけん》なイスラム教徒の女性は、髪の毛を出さないどころか、夫の前以外では目だけを残して、顔から、身体から、すべてをチャードルと呼ばれる黒い布で覆い隠していることもあるほどだ。この衣装が欧米諸国では女性差別の批判の対象となっているのだが、彼女の場合は、この「姿を隠す」ことによって精神的に開放感が与えられたというのである。

自分という人間が、黒い布で覆われることによって、顔や姿かたちといった外見で評価されることから解放され、中身や実質で認識され、判断してもらえるようになったという。たしかに、あらゆる感覚の中でも視覚が絶対的優位を占める人間は、見た目で多くのことを判断してしまう。しかも、顔は具象であるにもかかわらず、その具象に人格のような抽象的な概念さえも映し込まれているとみなしてしまったりする。決して見ることも触れることもできない魂の芯《しん》ですら、顔の表象に入り込んでしまっているかのように認識する。この一般的な傾向は否定できない。

しかし、わたしたちが世界を認識するときには、視覚に著しく偏っているという事実を、しかと自覚しておかなければならない。その対極にある考え方も持っておく必要があるのである。

それは、本質は目には見えないことだという考え方である。

ビューティー・イズ・スキン・ディープ。それが事実には違いない。生きている人間にとって、視覚的に自分の顔を認識し、他者の視線を自分の意識の成り立ちに取り入れることは社会的知性を育むために欠くことはできない。ただし、それがすべてではないのだ。

その皮膚の向こう側にこそ、その人の心があり、生命があり、人としての美しさがある。

もし、皮膚の美しさだけにとどまっているならば、その人のほんとうの美しさに気づくことも、到達することもできない。

表象は人間が生きていく上で支配的だが、その限界もあるのである。

◇表象は真実の模倣に過ぎないのか

ほんとうにすぐれた芸術作品を前にしたときの、刻一刻をどうすることもできない無力な感じは、宇宙全体を前にしたときの焦燥感に似ている。つかもうと思っても、つかみきれない。吸い込み、一体化し、抱きしめようとしても、それはあくまでも遠い。

光と水が交ざり合ったさまを、流れるような色彩で表現したモネの《睡蓮《すいれん》》、普遍の人間性をとらえたレオナルド・ダ・ヴィンチの《リッタの聖母》と《ブノワの聖母》。長谷川等伯《とうはく》の傑作《松林図屏風《びょうぶ》》を前に、ただただ立ちつくし、一千億もの神経細胞がざわめいているのを感じる。そんなときにはきまって、人格の奥深くまで入り込んでくる能動的な偶有性に戦慄《せんりつ》を覚え、魂が揺さぶられるものだ。

芸術に向かい合うとは、つまりは人間としての本性に向き合うことに他ならない。芸術体験とは、僕にとってはそういうものである。

芸術を愛する者すべてが心にとどめておくべきことがある。それは、プラトンが芸術全般に対して、否定的だったことだ。たとえばプラトンは『国家』の一〇巻において、詩や絵画についてソクラテスに否定的な文脈で語らせている。ようするに、プラトンは古代ギリシアにおいて民衆が芸術を熱狂的に受け入れ、多大に尊重している状況を危惧《きぐ》していたのだ。

芸術はこの現実世界にかたちをともなって現れることのないイデアを模倣しているに過ぎない。大切なのは、あくまでも模倣されている世界、いわば真実の世界であると。模倣して具象化された色、かたち、質、もしくは音の調べといった、目にしたもの、耳で聴いたものに心が囚《とら》われてしまうと、かえって本質がみえなくなってしまう危険性がある。だから、プラトンは芸術を否定したのだろう。

文字でしるされた「かたちをともなった」言葉より、ダイアローグや口演といった一回性の「かたちをなさない」口述に重きをおいていたプラトンにとって、かたちをなした芸術が真実を追究する哲学より尊重されることを良しとしなかったことは理解できる。

たしかにプラトンの芸術否定には一理はある。そのことは認めざるを得ない。ほんとうのことは目には見えない、大切なことは秘められているに違いないからだ。

ただ、その意味で、プラトンは芸術否定論者というよりも、むしろ真の芸術を理解していた芸術原理主義者だったとも考えられるのではないだろうか。

表象がすべてではない。秘められているものこそ、真意なのだということである。

◇覆う、隠す、秘する

大事なものを「覆い隠す」行為を通して、人間は畏敬《いけい》の念を表現することがある。

イスラエルを訪れたときに、頭の上にキッパーという覆いを着けたユダヤ教信者を目にした。神に対して自分のいちばん大切な部分をあらわにすることが失礼にあたるため、隠しているということらしい。これはイスラム教で、女性が体の一部を布で包み込んで隠すことにも通じている。

日本でも「秘仏信仰」という形式がある。この信仰は、仏教全般で浸透している形式ではなく、アジアの仏教圏でもとくに日本で顕著だという。仏像は本来的には礼拝の対象としてつくられた偶像なので、見えるように祀《まつ》るほうが理にかなっている。しかし、日本人はそれを隠した。法隆寺東院の夢殿観音像などは、長いあいだ、寺の人も見たことがなかったという。

秘仏にもいろいろあるが、相対秘仏のように、ご開帳の期間だけ限定で公開されるものもある。ところが、公開されたとしても写真に撮るのはもちろんのこと、スケッチをすることも禁じられている。秘仏を、記録保存することはできないのである。仏の姿は実際に拝んだ人の心にのみ刻み込む他はない。

絶対秘仏となると、心に刻み込む実際的な体験すら許されない。長野県の善光寺の本尊である阿弥陀《あみだ》三尊像は絶対秘仏として有名だが、この世で誰もその姿を知る者はいない。善光寺の住職でさえ見たことがないというのだ。ずっとぐるぐると布で巻かれたまま、一度も解かれることなく今日にいたっている。しかし、「いま、ここ」にたしかなる存在を呈している。

目で見ることができない像を拝むということは、その像を心に思い描くことであり、自分の心そのもののあり様をみつめることでもある。偶像のイメージは有限である。しかし心のあり様は無限だ。見えない像に臨むということは、偶像に表象されたものの向こう側にある、普遍へと志向する人間の心と直接向かい合うことを意味する。

こうした秘仏信仰が、日本で、いつ頃発生したか明確にはわかってはいない。一説によれば、日本土着の信仰が偶像のない神道にあったことが影響しているともいわれるし、また密教の影響ともいわれるが、ほんとうのところは、定かではない。

ただし、一つだけたしかなことがある。昔の日本人も「本質は目には見えない。人の心の中にしか存在しない」ということを本能的にわかっていたということだ。だからこそ、秘仏は生まれたのだろう。

◇饒舌《じょうぜつ》と沈黙のあわい

ときには多くの言葉を費やして、饒舌に語ることも必要であろう。

しかし、ときには黙してみずからの世界に閉じこもっては沈思し、思考を醸成し、深い思索へとたどり着く道程も必要であろう。

禅宗の坐禅《ざぜん》がそうであるように、精神の内奥をみつめて宗教的普遍にいたるためには、目を堅く閉じて視覚を断じ、黙し言語を封じるだけに足るのではない。煩悩のような世俗の世界への執着といった社会的意識さえも断ち切り、心を真空状態にしなければ、悟りに到達することはできない。

人間の知性の本質は社会性にある。本書でもそれを強調してきたし、それに異論はない。だが、かといって、つねに他者に対して自分のすべてを開き、曝し、ぶちまけることが、他者に対して誠実だとも、コミュニケーションに長けた社会的知性だともいえない。発信し続けることがコミュニケーションの本質ではないのだ。秘して黙することも、一つの言語なのである。

社会的知性とは、饒舌と沈黙のあわいにある。

そもそも、人間の知的行為の起源は、隠すことにあるのではないだろうか。

エデンの園で、アダムとイブは蛇にそそのかされて智慧《ちえ》の樹《き》になった果実を口にするまでは、おそらく互いの存在には関心を持っていなかったのだろう。相手を意識していないということは、自分自身の姿も意識していないに等しい。

ところが智慧の実を食べたことによって、急に自分たちが裸でいることを意識しはじめ、羞恥《しゅうち》を覚えた。そして無花果《いちじく》の葉で性器を隠す。隠すことでアダムとイブは楽園を追放され、文明世界の存在となった。人間の祖となったのだ。

人間が他者を意識したときに、最初にした行為が「隠す」ことであったとするならば、隠す行為が最初の対人コミュニケーションということになる。

そして隠すことで性差が生まれ、欲望の対象が生じることとなった。

◇秘密を抱く女性は美しい

魅力的な女性とは内側に秘密を抱えているものである。いや、秘密を上手く隠せる女性が魅力的だといったほうがよいのかもしれない。

化粧は、隠すところはファンデーションやコンシーラーで隠し、顔の表情に反映しやすい唇や目元などはアピールする。この「隠す／見せる」のコントラストが顔の美しさを生んでいる。

ところで、世の女性はその実質において「女」と「オバさん」に分かれているように思う。若さとか、見かけの問題ではない。

隠すのが上手い女性が「女」である。ところが、女性が「オバさん」化してしまうと、「隠す／見せる」のコントラストを欠いてしまう。それは顔の化粧の問題ではない。「言動」の問題である。時も場所も相手も選ばず、何事も包み隠すことをしなくなってしまうのだ。僕はこれを「無意識の垂れ流し」と名付けている。

おそらく、「女」も「オバさん」も思っていること、感じていることの「総量」は、そうは違わないはずだ。しかし、「オバさん」は思ったことを片っ端から口にしてしまう。その一方で、「女」は口数が少ない。心に思ったことのうち何を表出するかを考え、言葉を選ぶからだ。

たとえば、大勢の人が集まる場で、冷房の効きが弱いのか蒸し暑かったとする。そんな場面で「オバさん」は、会場に入ったとたん、声をあげてしまう。

「あー、暑いわね、暑い。暑いわよねえ、暑い暑い。クーラーが壊れているのかしら。喉渇くわよね。ほんと暑い。窓、開けたほうがいいかしらね……」と。

このように、思ったことを逐一言われ続けると、同席者にとってはノイズになってしまう。周りは聴こえぬふりでもしてやり過ごすしかなくなる。「いちばん暑苦しいのは誰だ？」と心の中で呟《つぶや》きながら。

「女」は思ったことのすべてを口にしようとはしない。だから「この部屋、暑いですね」と一言言ったとたん、周りの男たちはそわそわしはじめる。「何か冷たい飲物を持ってこようか？」「窓、開けようか？」。それとも、彼女はどこか外の涼しいところに自分と一緒に行きたがっているのかもしれない……。

男はこういう状況になると、いてもたってもいられなくなる。彼女が発した「暑いですね」の一言の真意を探ろうと、必死になってしまう。要は、発した言葉に駆り立てられるのではない。隠された言葉に駆り立てられるのだ。解くことのできない、つかむことのできない不確実性を志向してしまうのは、意識を持った人間の宿命でもある。

何かしら内側に秘密を抱える女性は、だからこそ魅力的なのである。そして、女性を魅力的にするいちばんの秘密は何かというと、愛の対象に他ならない。恋をすると女性は美しくなるというが、それもあながちクリシェではないのだろう。

自分の言動を選択し洗練させることで、「女」は男性を惹きつける。これは、化粧と同じである。自分の言動も隠すところは隠し、見せるところは見せる。このコントラストをつくれるだけでずっと美しくなれるのである。

◇エロスは隠すことで生まれる

それでは男性はどうかというと、これほど隠しごとが苦手な生き物もいない。

自分では必死に隠しているつもりでも、たいてい、周囲は気がついているものだ。とくに女性は男性の秘密には鼻が利く。誰も気がついていないと信じているのは当人だけということはよくある話だ。誰でも一つや二つ、心当たりがあるのではないだろうか。

かといって、どうせバレているくらいならと、無意識の垂れ流しをすれば「オヤジ」化してしまう。男性の場合はまた、無意識の垂れ流しと権力が結びついたりするから、なおさら質《たち》が悪い。

それでは、どうすれば男性はオヤジ化せずに「男」でいられるのだろうか。

それには、何を外に出して、何を内にしまい込むかという選択が必要最低条件であることは当然だが、外に出す場合、何を「どのように」表出するかが問われるのである。

僕は男子学生たちに、「ぜったいにモテる方法がある」と言って聞かせることがよくある。どんなに顔がまずくても、頭が悪く、ぶかっこうで、貧乏でも、女性の気を引くことができる。基本的条件が悪ければ悪いほど、かえって効果のある方法だ。

それは、本来なら隠しておきたいような自分のいちばんの弱点や欠点を、人前でユーモアを交えて語ることである。たとえば腹が出ている、頭の毛が薄い、背が低いといったことにコンプレックスを持っていたとして、それを人前で隠そうとすればするほど、周囲ははれものに触るようになり、その場の空気は張りつめる。周囲との絶対的な距離感が生じてしまうことになる。

ところが、その自分の欠点をみずからユーモアを交えて語れれば、緊迫した空気は一気に和み、お互いの距離も縮まる。これを実践しているのがお笑い芸人だ。彼らはなぜモテるのか。それにはこんな科学的な知見があったのだ。

あえて自分の欠点を他人に披露したがる人はいないだろう。しかし、この場合に対話の相手が受けとめるのは、明示された欠点よりも、むしろ自分を客観的にみることのできる成熟した知性のほうだ。ゆえに女性から好感を得ることができるのである。

これには、「メタ認知能力」が必要だ。それがなければ自分の欠点をみつけることも、ましてやそれをユーモアを交えて他人に語ることもできるはずがない。メタ認知能力が高い男性はオヤジではなく、「大人の男」として仰がれる。「隠す／見せる」ことの峻別《しゅんべつ》のみならず、表出のふるまい自体にも、社会的知性は表れるのだ。

コミュニケーションにおいては明示的な文脈が絶大な影響力を持つが、必ずしもすべてが顕在化し、言語化され、開示されているとは限らない。しかも、その表出された言動と本意とが一対一で対応することもない。むしろ、本意がその人物の人生にとって重要であればあるほど隠され、秘されている場合のほうが多い。

よって、他者とのコミュニケーションには、つねに不確実性が随伴している。この不確実性ほど人間の脳にとっての好物はない。「相手の本意がわからない」からこそ、脳は刺激を受け、果敢に挑みたがる。相手が異性であれば、なおのことだ。「隠す／見せる」ふるまいを知っている女性も男性も、だからこそ魅力がある。そもそもエロスとは、隠すことで生まれるのだから。

◇聖なる峻別——小津安二郎の毒

小津安二郎の映画をはじめて観たのは大学院生の頃のことだった。当時の僕はヨーロッパの映画ばかり観ていて、日本映画を観る機会もなければ、すすんで観ようともしなかった。不覚にも、当時の僕は、いわゆる西洋かぶれの学生で、日本は文化的には遅れていると思い込んでいたのだ。日本映画にはまったく関心はなかったが、ふとアルバイト先の塾の近くのレンタルビデオ屋に立ち寄った際に、小津の『東京物語』に目がとまった。そして他の映画と一緒に借りて帰った。

正直にいえば、最初に観たときの感想は「よくわからなかった」に尽きる。しかし、わからないなりに、ひっかかるものはあった。それはじわりじわりと静かに全身に回っていく一種の毒のようなものだった。

毒。たしかに小津の映画には毒があったのだ。

その毒の正体を突きとめるべく、数ヶ月後に、もう一度『東京物語』を借りて観ることにした。そして、潜伏していた毒が一気に全身へと回り、病に陥った。

小津の映画には、周知のように大それた事件が起きるわけでも、大河ドラマ的なスペクタクルがあるわけでもない。淡々と、とりとめのない日常の風景、人びとのさりげない諸事が描かれているだけだ。しかし、その日常を生きる個別の生に潜んだ狂気を、小津の残酷なまでに鋭い人間洞察が見つけ出し、あぶり出しては奇跡のように場面に綴《つづ》っている。

たとえば『東京物語』の中で、息子、娘たちに会いに尾道から上京してきた父親が、飲み屋で友人に愚痴をこぼすシーンがある。カウンターに座り、東野《とうの》英治郎演ずる旧友に対し、「うちの息子も、東京に出てくるまではもうちっと何とかなっていると思っていましたが、それがあんた、場末のこまい町医者でさあ」などと吐き捨てる。

この愚痴は、旧友の「うちの息子は、部長部長と言っているが、ほんとうはしがない係長でさあ。それじゃああんまりみっともないもんだから、人様には、部長部長と言っているんだけれども」というような言葉を受けて謙遜《けんそん》して語ったものだ。笠智衆演じる父親の、友人への細やかな配慮がうかがえる。

しかし、この言葉が心に鋭く突き刺さるのは、この言葉に潜んだ毒がたんなる友への謙遜ではないと察するからだ。気を許すことのできる友との酒の席で、抑えていた本音がついうっかり口をついて出てしまったのだと。つねに柔和でにこにこと笑っている父親とのギャップに、観客は戸惑い、ショックを受ける。

このシーンの後、父親は再びにこにこ笑っているだけの温和な人物になる。尾道に帰って急逝した母親の葬式に集まった子どもたちが、「忙しいから、もう帰る」などと勝手なことばかり言っても、「そうか、もう帰るか」とただただおだやかに応じるだけである。息子、娘たちは、このおだやかな父親の内面に「こまい町医者でさあ」と言ってしまうような、鋭い批評性があるなど夢にも思うことはない。そしてそれぞれの生活に戻っていくのである。父親の毒を知ることもなく。

人間誰しも、いつもにこにこと笑っていられるわけではない。つねに心やさしく、おだやかで、波風の立たない善意の持ち主などいるはずはない。自分のうちにはさまざまな想念が浮かんでいるものだ。それはときには卑劣なほど残酷なこともあり、邪《よこしま》なこともある。怒りも嫉《ねた》みもあれば、卑しく淫《みだ》らなこともあるだろう。それらをそのまま表出してしまうと、相手を混乱に陥れ、酷《ひど》く傷つける。だから言葉を選別し、解毒して表出する必要がある。何を外に出し、何を内に秘めておくかが問題なのだ。

これは、自己に関する情報管理の権利であると同時に、聖なるふるまいでもある。

顔の化粧が対人コミュニケーションを円滑に促す行為であり、他者の視線を内在化させて社会的な存在である自己を確認することなのであれば、人はなぜ、コミュニケーションの要《かなめ》となる「言葉」に対しても、化粧をしようとしないのだろう。

化粧には隠すところを隠し、見せるところは見せる役割がある。このコントラストが美しさをつくり出す。

化粧された言葉は、美しい。言葉にも隠すところは隠し、見せるところは見せる聖なる峻別が問われるべきではないだろうか。

第5章　そして世界は、明るくなった【メタ認知と自己批評】

◇智慧の鏡

天照大御神《あまてらすおおみかみ》が速須佐之男命《はやすさのおのみこと》の悪事に憤り、天《あめ》の石屋《いわや》にお隠れになってしまい、世界は暗黒に包まれた。それとともに悪しき神々が勢いを増し、災いが非常に多く起きるようになった。困りはてた万《よろず》の神々は皆で相談し、天照大御神を石屋の外に誘《おび》き寄せるために、歌舞が催された。その音と万の神々の笑い声を訝《いぶか》しく思った天照大御神が何事かと石屋から顔を覗《のぞ》かせると、「あなた様にも勝る貴い神がおいでになるので、喜び笑い、踊っているのです」と言う。そして天照大御神に天児屋命《あめのこやのみこと》と布刀玉命《ふとたまのみこと》が用意していた八咫鏡《やたのかがみ》を差し出すと、天照大御神はその鏡に映った姿をその貴い神かと勘違いし、興味を持ってさらによく見ようと石屋をもう少し開けて乗り出した瞬間、隠れて立っていた天手力男神《あめのたぢからおのかみ》が天照大御神の手を取って引きずり出し、布刀玉命が注連縄《しめなわ》を石屋の前に張り渡し、天照大御神に「これより中には戻れません」と申しあげた。天照大御神が出てきたことで、世界は再び光を取り戻し、明るくなった。

(『古事記』山口佳紀、神野志隆光校注・訳、新編日本古典文学全集1、小学館より要約)

『古事記伝』の「神代六之巻」のくだりでは、鏡がとても象徴的に描かれている。混沌《こんとん》とした闇《やみ》の世界に光を取り戻し、地上の生命を甦《よみがえ》らせたのが、他でもない「鏡」だった。このときに使われた鏡が、いわゆる「八咫鏡」であり、「八尺瓊勾玉《やさかにのまがたま》」や「天叢雲剣《あまのむらくものつるぎ》」とともに天皇家が代々継承してきたとされる「三種の神器」の一つである。

これら鏡、勾玉、剣の三種の組み合わせには諸説あるが、広く権力者(支配者)が守るべき三つの徳目である「三徳」を象徴しているといわれている。とくに鏡は三つの徳目の中でも「知」の象徴とされた。僕がこの天照大御神の神話に惹かれるのは、鏡がたんに目に見える物体を映し出す道具としてではなく、「すべてを見通す」ことができる知性を象徴しているように描かれているからだ。

これまでに書いてきたとおり、人間の自己認知は鏡に深く関係している。天照大御神が鏡に惹かれて石屋から顔を出したように、自他が未分化の、混沌とした世界から自己を切り離してくれるのが鏡である。鏡に自分の姿を映すことで、はじめて世界と自分との境界線を引くことができるのだ。

母親と自分との境界がまだあいまいな幼児が、次第に自我に目覚めていく成長過程を「鏡像段階」と呼ぶのも、自己意識の形成に際して鏡が果たす重要な役割を示しているからだろう。鏡が人間の自己イメージ、自己意識の進化において多大な影響を与えていることは間違いない。その意味でも、この神話が含意しているものは深い。

◇鏡の起源

そして、鏡は、文明の発祥とも密接に関係している。

鏡の起源は限りなく古く、文明の誕生とほぼ時期を同じくしている。実際、世界中の遺跡から石や金属でつくられた鏡類が多く出土している。これまで発見された鏡で最古のものは、エジプトで出土した紀元前二八〇〇年前のものだという。人間を自然から切り離し、文明世界に導いたことにも、鏡の存在が大きく関係しているのかもしれない。

すでに述べたように、すべての動物の中で鏡を常用する動物は、唯一人間だけである。

人間だけが意識を持ち、心の理論を持ち、社会的コミュニケーションを発達させ、高度な文明社会を築いた。そのすべてにおいて「鏡」とのかかわりは大きい。

しかし、古代において鏡は、現在のように日用品として使われていたわけではなく、共同体の支配者や有力者が所有し、祭祀《さいし》等に用いられる宗教的神器であった。もちろん、みずからの姿を映すこともあっただろうが、呪術的な意味合いのほうがもっと強かった。

こうした鏡の用途をみる限り、鏡は目に見える実体を映すだけではなく、霊的なものや不可視の神聖な存在をも映し出すと考えられていたのではないだろうか。

わたしたちがいま必要としているものは、自分たちの外見を確認して整えるために使う鏡ではなく、古代の鏡が象徴していた、目には見えないものを映し出す鏡なのではないだろうか。それは、精神のあり様、言動、そして生き方そのものを映し出す鏡である。

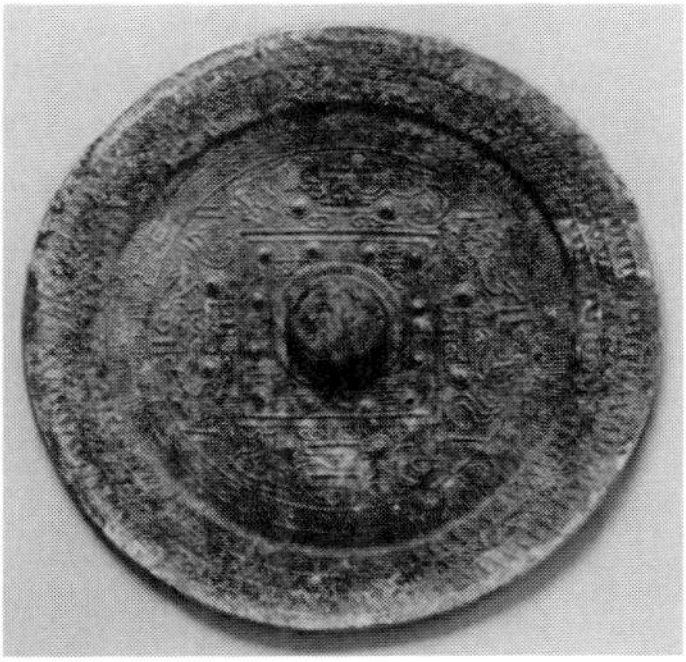
方格規矩四神鏡
青龍三年の銘がある日本で出土した最古の紀年銘鏡
写真提供：共同通信社

情報テクノロジーの発展によって、インターネットの網の目は地球を覆いつくし、それは隈無く個人にまで接続されようとしている。Googleのストリートビューによって、自宅の目の前の映像までクリック一つで世界中の誰でも見られるようになってしまった。すでに個人も情報化され、消費されている。世界のあらゆるところに目があり、耳があり、口があるような状態なのだ。

テレビや新聞、雑誌といったマスメディアが情報を整理し、秩序立て、あるいは飼いならしてきた時代は終わった。情報が野生化したジャングルに無防備な視聴者が放り込まれる。多様性に富み、生命力の溢《あふ》れたジャングルを自由に闊歩することもできるが、当然のことながら淘汰圧も高い。よほど緊張感を保ち、用心しなければ、生き残れるはずもない。自己の認識に不可欠な他者の存在も、現代のネットワーク社会では、その人数は著しく増えたが、姿はいっこうにみえてこない。

このような現代社会の中では、自己を認識し、体勢を整え、激動のパラダイムシフトを乗り切るためのインテリジェンスが不可欠になっているのではないだろうか。そのインテリジェンスとは、他でもない「すべてを見通すことができる」鏡である。

◇無意識の意識化

脳科学でいえば、鏡は「メタ認知」に通じる。

アインシュタインが「人間の価値はその人がどれくらい自分自身から解放されているかによって決まる」と語っているが、この「自分自身から解放される」ことこそ、メタ認知であり、自分以外の視点に立って自身を見つめることと以外の何ものでもない。

メタ認知は、人間の脳の前頭葉で行われている。自分自身の姿を、あたかも自分の外側から他者がみるように客観的に認識する能力である。それは自分の世界に隠《こも》っていたら、見ることも気がつくこともなかった自分の姿を再発見する視点でもある。そしてその気づきこそが、創造性へとつながる回路ともなるのだ。

僕が毎日更新しているブログは日本語で書いているが、ときどき英語で書くことにもしている。しかし、普段、当たり前だと思っている日本での生活を英語で書こうとすると、抵抗を覚えずにはいられない。日本語圏だったら自然にわかることを英語に置き換えようとすると、いちいち注記が必要になってくるからだ。

このように母国語ではなく、外国語で表現するということも、メタ認知の例の一つである。外国語という鏡に映すことで、日本語でしか表現し得ない、もしくは理解し得ないことが痛切に思い知らされる。

ホームグラウンドだけで戦っていても手の内は知れている。その意味で、究極のメタ認知とはアウェイ戦かもしれない。まったく気心の知れない他者に自分を対応させることによって、いままで気がつかなかった新たな自分の姿や能力を発見することだってあるのだ。

人間の脳にとって、いままで気づかなかったことに目を開かされることは喜びである。新たな気づきをもたらすようなアウェイ戦を求め、そのような環境をつくり出すことも一種のメタ認知の能力である。

子どもたちは自分たちがいちばん楽しく遊べるように独自の遊びのルールをつくる。ちょっと弱い相手のためにハンディキャップをつけてみるとか、そんな感じだ。ゲームは未知数が高ければ高いほど楽しい。だから、ゲームの勝敗がわからなくなるように、自分たちでルールをつくり直してしまうわけだ。

このように自分を客観的にみて自覚し、自分がおかれている環境やルールをみて、工夫してより自分たちに合ったシチュエーションを新たにつくり出す創造性もメタ認知である。この複雑な現代社会を生きる上で、もっとも鍛えなければいけない能力とは、このメタ認知だろう。

◇倫理を映し出す神の鏡

キリスト教には一般的に知られている告解《こっかい》（懺悔《ざんげ》）という儀式がある。自分が犯した過ちを神に告白し、赦《ゆる》しを得る信仰儀礼である。この行為も、メタ認知のトレーニングといっていいだろう。というのも、自分自身の行動を客観的にかえりみて、他者の理解できる言葉に翻訳しなければ、語ることができないからだ。

こういった、神に対して語りかけるという心の働きが典型的だと思うが、ヨーロッパの人びとは、どこか「神様が自分たちをみている」という神の視点をつねに感じているように思えてならない。それは実際の信仰の深さやどの神を信じているかということとは別の話で、神のように普遍的で、個を超越するような存在が自分たちの生き方をみているという感覚があるのだ。それが社会全体を俯瞰《ふかん》するメタ認知として機能している感がある。

そうした人びとには倫理観という確固としたプリンシプルがある。それがいかに生きるべきかを確認するための一枚の巨大な鏡になっている。

僕はこのヨーロッパの人びとの倫理観を支えている一神教というものが、人類にとって大きな発明だったとひしひしと感じている。もっとも、排他的に唯一絶対の神を信じるということではなく、一神教的な世界の見方をするという意味においてである。それは、決して多神教的な世界観と矛盾するものではなく、一つの視点のもとに立って多様性を認めつつも普遍性を追究するということにも通じる。

多様な価値観があり、金子みすゞの「みんなちがって、みんないい」といった個の存在があり、それぞれの信仰や信念がある。そのすべてを認めつつも最終的にはすべてを統合していく志向性。この志向性こそが、ヨーロッパ文化の「鏡」となっているのではないだろうか。

街並を見るだけでも、社会の鏡の存在はあきらかである。ロンドンでもパリでも先進国の名立たる都市では、建物を建てるときには風景全体に照らし合わせて個別を考える。それにくらべて、昨今の日本の風景を眺めていると、あまりの景観の醜さに絶望することがある。江戸時代には浮世絵で日本橋の風景などが描かれていたが、現代のこの街並を描こうとする人はそんなにいないだろう。自分はこう表現したい、こんな建物をデザインしたい、建てたいというエゴと個人の欲望だけが剝《む》き出しになってしまっているかのようだ。

日本でも、社会の全体性を鑑《かんが》みる意識を根付かせる必要があるのではないだろうか。

◇自分の心の鏡を信じられるか

一神教的な世界観が一つの鏡であることはたしかだろう。僕自身も科学を志向する者であり、世界に並び立つ不可視で多様な豊饒《ほうじょう》さに心をときめかせながらも、統一された一つの原理を求めている。その意味で、世界中、どこに行っても答えが同じである科学が、僕にとっては一つの鏡である。

ただし、この一神教的な鏡と矛盾するようだが、生きるあり様を映し出す鏡としては「自己本位」も大切だと思っている。

夏目漱石は、三十三歳のときに国の将来を担って英文学を調査するという使命を負って英国に留学した。使命の重さと、大英帝国の栄華を前に、日本の状況を悲観し、「夏目狂す」という噂《うわさ》が立ったほど精神的に追いつめられたという。

そこで漱石がいたった境地が「自己本位」だった。価値や基準は他者から与えられるのではない。あくまでも自分を基準としてすべてを組み立てていく。そう考えたら、どれほど楽になるだろうか。

漱石は文学の概念を、英文学でも漢文学でもなく、ゼロからもう一度打ち立てた。それが、漱石の知性の鋭利な刃となった。

漱石が帰国後に執筆した小説は『吾輩は猫である』である。英米文学の片鱗《へんりん》どころか、回り回ってきわめてドメスティックなテーマに行き着いた。しかし、猫という主人公が人間社会を外側から観察するさまは、海外で日本文学を思考した漱石ならではの視点となっている。

漱石が確立した「自己本位」。これこそが、明治以来、日本人が達成できていない生き方ではないだろうか。権威に弱い。流行にふらふらする。自分の感覚を信じ、貫くことができない。日本人にとって、夏目漱石は偉大なる教師である。

僕は、漱石の「自己本位」にわたしたちが持つべき鏡のヒントがあるように思う。

僕は、個の生に寄り添わない普遍性はないと考えている。だからこそ、自分が美しいと思うものを心底信じて生きていきたいと思っている。つまり、僕自身が生きる上で鏡としているものは「自己本位」の感性なのだ。

しかし、「自己本位」であることは、それ自体に、固有の脆弱《ぜいじゃく》性がある。

あるものを美しいと思う、美を信じることとの背景に疑いようのない絶対的な体験があったとしても、それはあくまでも主観的な体験であって、何が美しいかという問題は底が抜けてしまっている。

小林秀雄の文芸批評は、自分の感性に照らして美しいと、良いと信じたことについて書かれていた。この批評方法に対立する態度として、まったく美の判断をしない立場で書くものもある。たとえば、八〇年代以降は、構造主義的な立場に立った、相対的な価値としてとらえる批評手法がどちらかというと主流だったといえるだろう。

しかし、僕は美の問題については最終的に自分自身の心が信じられるかどうかが判断の基準になると思う。目の前に美しい女性がいて魅力的だと思ったら、その思い、その実感には嘘《うそ》はないはずではないだろうか。美しいと思う心に忠実なる、その「自己本位」な鏡を持つことが大切なのである。

とはいえ、「自己本位」の鏡も、無知であり、利己主義的であり、自己欺瞞《ぎまん》の精神が働いてしまうと、像が歪《ゆが》んでしまう。漱石についていえば、徹底的に英文学を読み込み、精神的にみずからを追い込み、そして丹念に丹念に鏡を磨きあげていった、その終着点が自己本位だったことを忘れてはならない。

心の鏡はつねに「鍛錬」を要する。

物理的な鏡のように、一定の状態で像を映すとは限らない。自分の人生で本物をどれくらい見てきたか、美しいものにどのくらい触れてきたか、心を震わす真の体験をどれくらい積んできたかによって、鏡のあり様は変わってくるのである。

鏡の前で自分自身と向き合い、生き方を振り返り、照らし出す。それにより自分を高めていくことは、心の鏡を磨いていくことと同じなのである。

◇無私を得る鏡

「自己本位」の心の鏡を磨くことは大切である。しかし、誤解を避けるためにここでいっておくが、自己本位とはいったが、それは一方的に自分と他者との差異を個性として表そうとするものでは断じてない。むしろ個性とは、他者との関係において共通の基盤が築かれていなければ、磨くことができない。

この個の成り立ちとメタ認知を考えると、小林秀雄が語った「批評とは無私を得る道」という有名な言葉がずしりと利いてくる。ある意味、究極のメタ認知とは「無私」である状態のことかもしれないのだ。

小林秀雄の講演は、かつてはカセットで、いまはＣＤ化されていて聞くことができる(「小林秀雄講演」新潮社)。

ゴッホについての講演で小林は、ゴッホの人生は自分の「個性」というものとの壮絶なる闘いであると語っている。そして、個性というものは、わたしたちの考えているようなものではないという。オリジナリティというようなものではなくて、むしろスペシャリティであると。そして、そのようなものは誰にでもあるものであり、突破しなければいけないものであると述べている。

多くの人が間違えて個性を表そうとするが、それを乗り越える精神こそが個性であり、そのうえで普遍的なものを表すのが芸術であるというのだ。

個性などは、どんな人にでもある。それは到達点などではなく、むしろ「出発点」に過ぎない。個性から出発して「普遍」に至ろうと努力することが大切なのである。そんな小林秀雄の思いが伝わってくる。

また、小林秀雄は、別の講演（「文学の雑感」）のなかで、無私についても興味深いことを語っている。自分を表そうと思ったならば、表れることなどないと。何も自分を加えないで、自分が出てくることがあるというのだ。

つまり、「自己本位」の鏡とは無私を得る道を経てはじめてたどり着くものなのだ。他者との折衝のうちに磨きあげられ、個を克服して普遍にいたったときに、はじめて鏡は完成する。小林の「批評とは無私を得る道である」という有名な命題は、個を克服して普遍にいたるといった峻烈《しゅんれつ》な自覚があってこそ、はじめて生まれてきたのだろう。それができていたからこそ、小林は美しい鏡を持つことができた。

メタ認知の究極には、無私がある。それはいわば「ナチュラルメイク」のようなもの。つまり、何も加えられていないようで素の顔に見えるが、実際は鏡を見て気を配り、化粧されている。もっとも理想的なメタ認知のあり方が「ナチュラルメイク」なのだ。

それにしても小林秀雄の言葉は大変美しい。古今亭志ん生のようなその話しぶりは、リズムがあり、抑揚があり、一つひとつの言葉が考え抜かれ、聴くものの心にストンと落ちる。まさに言葉にナチュラルメイクがほどこされているのだ。表現にまったく無駄はなく、伏線がちゃんとつながって最後まで保たれていく。

それは、たとえばチーターが獲物を追って疾走していくさまと同じで無駄な動きがなく、この上なく美しい。言葉や文章といった表現、生きるさまにしても、すべてはこの生命の美しさに通じているのではないだろうか。

生命原理は大変奥行きが深く、すぐにはそれが美に直結するような気がしないだけで、立ち居ふるまい、話しぶり、文章にみられる美しさは、素直にまっすぐと生命原理につながっている。

結局、自分の命のあり方を鏡で映し、それがどれくらい生命に寄り添っているかを見定めることなのだろう。自然との調和が、美しさへとつながっていくのである。

◇精神、言説、文化の化粧

人間は鏡を見て、つねに自分の姿を確認してきた。とくに外出する前や人前に出なければならないとき、大切な人と会う前、もしくははじめて人と対面する前、必ず自分の姿を鏡に映して確認し、女性であればそこで化粧をしたり、化粧直しをしたりする。

そして女性にとっては化粧をしないで人と会うことは心許《こころもと》ないに違いない。

ところが、僕は最近、疑問を覚えざるを得ないことがある。

これほどまでに姿かたちに対しては神経質になって、鏡に映し、念入りに化粧をするにもかかわらず、言葉や表現、身ぶりに対しては大して確認もせずに、すっぴんのまま人前に曝している人が多くなっているのではないだろうか。とくにネットワーク社会に瀰漫《びまん》する匿名的主体と不特定多数による暴力性に直面すると、この「言葉のノーメイク」にははなはだ疑問を覚えてしまう。

言葉を書いたとき、言葉を発したときに、それが他者にどのように受けとめられるかということを確認する鏡が、機能していないのではないだろうか。

このような言説は、鏡を見ないで化粧をした顔で人前に出ている状態と同じである。そのことが気づかれていない。それはまるで目隠しをしてつくった福笑いのような化粧だ。鏡で確認しないで言葉を発するということは、それほど笑いの種となり、醜いことなのである。

しかし、ネットワーク上の言説は、あまりにも無防備というか、無神経であるようだ。それは顔が見えない匿名性ゆえだろうか。覆面をしていれば、何を書いてもいいと思っているのだろうか。匿名掲示板の多くの書き込みは読むに堪えない。

ネットワーク上ばかりではない。公人による問題発言の数々も驚きとしかいえない。自分の発言がどのように人々に受け取られるか、自分の立場と、それが世間に与える影響をなぜ事前に鏡で確認しないのだろうか。

たとえば政治家が、寝癖がついた髪で、髭も剃らず、目やにがついたままの目で人前に現れれば、わたしたちはぎょっとするか噴き出して笑ってしまうに違いない。しかし、彼らの言説には、その「酷く寝癖がついたまま」の状態が多過ぎるのである。

それにくらべ、アメリカの政治家によるパブリックスピーチは念入りにメイクアップされている。

バラク・オバマのスピーチは完璧といってもいい。文字どおり、「老いも若きも、共和党支持者も民主党支持者も、黒人も白人も、同性愛者もそうでない人も、健常者も障害者も、すべて」の人民にとってフェアに受け入れられ、しかも誰の心にも深く残る言葉を使っている。無名の若き政治家がたった四年で大統領に就任するにいたったのは、磨きあげられた言葉を持っていたからに違いない。アメリカ国民ではない僕でさえ、オバマのスピーチには期待させられるのだから。

日本における化粧のクオリティやテクニックは世界で高く評価されている。外国人男性がよく「日本人女性がいちばん美しい」と羨《うらや》ましがるが、化粧の技術向上の貢献は無視できない。たしかに、ここ数十年のうちに、日本人女性のファッションは洗練され、化粧は世界の最先端となり、スタイルだって格段に良くなった。

しかし、化粧をスキンディープの問題だけではなく、内面のプレゼンテーションという点でみてみると、決してそれほどは進化していないのではないだろうか。もちろんそれは、女性に限ったことではない。日本人全体にいえることである。

日本人は鏡を見てわが姿を振り返り、心や精神に化粧をすることについて、まだまだ遅れているとはいえないだろうか。日本の社会は文化的な化粧の感度がきわめて低いように思われるのである。

日本人、一人ひとりが鏡を持ち、自分たちの表現や心のあり様に疑問を持って問い直し、正すことは、社会全体が大きな鏡によって映し出され、鍛えられていくことに結実していくのではないだろうか。

◇文化淘汰で日本が生き残るために

社会全体、そして国のあり方を考える上でも、鏡は要る。

いま、世界は目まぐるしい変化を遂げている。メディア状況のモノカルチャーはマルチラテラリズム化し、多極化の一途をたどっている。世界はますます容易には見通しがつかない並列する多様性に充ちている。国際社会の激しい文化淘汰圧のもと、日本が生き残っていくためには、どのような鏡が必要となってくるのだろう。

日本の文化には、ローカルミニマムの問題がつねに横たわっているように思う。

ローカルミニマムとは、ネットワークの中の、ある局所的な部分だけで整合性がとれている状態のことを指す。つまり、日本の国内のような極小の範囲の中では平衡が保たれているが、国際社会全体が相手となるとまったく歯が立たない状態なのだ。両極間は完全に断絶しており、モラルハザードまで引き起こしてしまっている。

それでも、自分たちがローカルミニマムに陥っていることに気がついていればいい。ところが、実際は気がついていないばかりか、ネットワーク全体の世界をみようとすらしない。

ローカルに依拠することは決して悪いことではない。そこからでなければみえてこないものはあるはずだからだ。しかし、自己が他者との折衝によってしかその存在を自覚できないのと同様に、ネットワーク全体を俯瞰する視点を持たなければ、ローカルミニマムの平衡さえ解体しかねない。その意味で、日本は文化的なメタ認知が著しく乏しい。

世界という鏡に映してみれば、外国という鏡に映してみれば、日本という国の成り立ちやシステムがみえてくることがある。

そして歴史もまた、鏡である。歴史の連続性の中に、いままで気がつくことがなかった掌中の珠《たま》の存在をみつけることができるかもしれないのだ。

かつて日本は「八咫鏡」によって光を得た国である。鏡はすべてを見通す智慧の象徴だ。混沌とした現代に、わたしたちは知性という鏡を得て、みずからを外へと導く必要があるのではないだろうか。そうすれば、見通しの悪い世界も再び明るくなるかもしれないからである。

「化粧」でつちかわれた、鏡に映る自分を「メタ認知」を通してみがく能力を、広く言葉や行動、文化の領域まで押し広げていく必要があるのだ。

鏡や化粧を通した自己認知

恩蔵絢子

現在、多くの女性が毎朝化粧を施している。鏡に向かって長い時間自分を見つめ、化粧を施すプロセスが、化粧をする主体においてどのような意味があるのかを考えることは、非常に興味深い。

われわれ人間は、他人からどのように見られているかをなんとかして知ろうとする。鏡に向かって化粧をする際には、自分を客観的に眺め、他者からどのように見えるかを意識する。そして、化粧によって、普段の素顔とは違った自己像をみずからつくりあげ、他者に対してそれを提供しようとする。そこでわれわれは、化粧というものを、単なる表層の装飾というよりは、より根源的な自己像の構築、とくに、他者との関係性の中での自己

（社会的自己）の構築にかかわるものとして注目する。

◇他者の中の自己

鏡は、たしかに自分を客観的に眺めさせてくれる。ただし、われわれが見る像はあくまでも鏡像であり、他者の見る私とは左右が逆転している。また、（これは私の場合だけかもしれないが）鏡の前ではほんとうに弛緩《しかん》した姿で立つことができずに、鏡を見る瞬間に、無意識のうちに顔を緊張させ、つくり、なんとか自分のいいところを探し出そうとする。たしかに人生の中で鏡を眺めた時間は膨大になるだろうが、私はいつも、他者の前で自分がどんな顔で笑っているのかわからない。鏡を見るたびに、こんなだったかな、と思う。自分自身の姿は、考えてみればみるほど、わからなくなっていく。いくら客観的に自分を眺めても、決して他人が見ている私とは、完全には一致させることができない。われわれは、このような中で生きていかなくてはならない。

昔、ジェームズ・タレルというアーティストのつくった「光の館」と呼ばれる家に泊まった。その家のお風呂場には電灯が設置されておらず、何も見えない真っ暗な中でお風呂に入るように設計されている。ただ、その湯船の縁には、光ファイバーが通っており、湯船につかると、その暗がりの中で唯一、自分の体のお湯につかった部分だけが光を反射して輝いて見えるようになる。

そのような大変美しい特異なお風呂で、輝いた自分の手足を見ていると、見えない自分の他の部分が気になって、いったい自分はいまどのような姿をしているのだろうかと、鏡を探した。しかし、鏡は一切設置されていないようだった。そのとき、こんな風に自分の姿を確認できないまま、他の人が入ってきたらという恐怖が頭をよぎり、急いで洗い場に上がり、真っ暗な中でなんとか早く体を洗おうとした。しかし、その四角い湯船は洗い場に埋め込まれたようなかたちになっていて、洗い場で体を洗うと、その水は湯船のほうにどんどん流れていってしまう。自分がとてつもなく汚いもののような気がした。

私は、そのときの恐怖がずっと忘れられず、その年の末、知らない人も大勢集まるパーティーで、出し物の一つとして、自分の顔にアクリル絵の具で化粧をしていった。鏡は一切置かずに、どんな色を顔のどこに塗るかということも、すべてはその場の気持ちのまま、いろいろな絵の具を掌《てのひら》に出して、指で顔に塗っていった。自分の顔がどうなっているのか、自分にはわからないが、他人は一部始終を見ている。逆に、私にはさまざまな人の表情が見えた。困惑した顔、驚いた顔、面白がる顔、やさしい顔。人々がどう思おうと、私はこの一連の時間の中で、一度だけでもいいから笑おうと心に決めていた。自分がどんな姿であっても、他人が自分をどう見ても、その中で生きるという恐怖を乗り越えようと思った。私にとって、この「化粧」は、自分にはどうにもならないことに対しても覚悟を決めて、積極的に人生とかかわろうと思った重要な転換点であった。

私が化粧の研究にかかわろうと思ったのは、このような動機からである。このような突飛な話でなくても、女性が化粧をしないと外に出られない、というようなことがあるのは、何か、普段の自分を変化させるような役割が、化粧にあるからではないだろうか。

私には、化粧というものが、他者とのかかわり合いの中で生きる自己を考える上で、うってつけの素材であるように思われた。

◇従来の自己研究

自己の研究には、従来鏡が用いられてきた。ある動物が自意識を持っていることを証明することは、じつは非常に難しい。

一九七〇年にアメリカの心理学者ゴードン・ギャラップ・ジュニアは、鏡に映った自分を自分であると認識できたら自意識を持つといえるのではないか、と考えた。具体的には、動物の額に、その動物に気がつかれないうちにマークを付けるなどして、その上で鏡の前に立たせたとき、その動物が、実際の自分の額のマークに触り、匂《にお》いなどを調べるといった、鏡に映った姿を自分と感じているような行動をとるかどうかで判定される。現在までに、この鏡のテストに合格するのは、人間以外には、チンパンジーやオラウータン、イルカ、シャチ、アジアゾウなどの非常に限られた動物だけであることがわかっている。これらの動物に共通するのは共感能力が高いということで、自己の成立が、他者の存在を認められるようになることと関係するのは注目に値する。

また、近年の脳科学の研究において、最も注目されているミラーニューロンの発見も、自己認知に関して非常に面白い問題を提供する。ミラーニューロンとは、他人の行動を見ているときに、脳の中で、あたかも自分がその行動をしているかのように活動するニューロンのことである。他人の行動と自分の行動をまるで鏡に映したかのように活動するこのようなニューロンがあることにより、自分がこの行動をするときにはどのような気持ちがするか、というように、自分の心を通して他者の行動の意図を理解することができるようになるのではないかといわれている。

ただし、ほんとうに鏡に映したように他人の行動と自分の行動が脳の中で表現されているのならば、われわれは通常どうして自分の行動と他人の行動を混同しないのか、という問題が生じる。主体性の感覚（sense of agency）を扱う研究グループは、このミラーニューロンのかかわるシステムの中にも、自己と他者の区別を行う部位があるはずだと考えた。フランスの神経科学者クロエ・ファレらは、自分の運動と他人の運動を区別しているときには、とくに右半球の下頭頂皮質と島皮質の働きが重要であることを明らかにした。統合失調症の人々は、ときに自分の思考と他人の思考を混同し、自分の中に生じたネガティブな思考を他人が実際に自分に言っているかのような幻聴や妄想《もうそう》が起こるといわれているが、このような自己と他者との混同には、この下頭頂皮質の異常な活動がかかわっていることがわかっている。

また、顔に関しても同様に、自分の顔と他者の顔とを区別するときには、この下頭頂皮質が重要な役割を果たすことが知られている。

このように、自己と他者とを区別する機構が脳内に存在するのならば、他人に見られることが意識され、普段の自分とはどこか違った「化粧した自分」は、脳内でどのように受けとめられているのだろうか。

◇実験概要

われわれが行った実験は大変シンプルなものである。まず、二、三十代の三十二名の女性被験者の素顔と化粧顔の写真を撮影し、素顔と化粧顔とで表情の差異が少ないと思われる一枚ずつを選出した。われわれは、この写真撮影の際、被験者に、「普段お出かけするときにする化粧をしてきて下さい」とお願いした。これは、その人が普段から不特定多数の他者にどう見られたいと思っているか、すなわち、〝人からこう見られたい〟という社会的な自己像を対象として扱いたかったためである。

その後、被験者たちには、脳計測器ｆＭＲＩの中で、被験者自身を含めたその三十二名の写真を二秒間ずつ眺めてもらい、そのそれぞれの写真が化粧顔であるか素顔であるかということをボタン押しによって判断してもらった。われわれはこの際、①自分の素顔を見ているとき、②自分の化粧顔を見ているとき、③他人の素顔を見ているとき、④他人の化粧顔を見ているとき、の脳活動を測定した。写真は、他者に関しては、被験者当人以外の三十一名の化粧顔と素顔が存在するので、自分に関しては、化粧顔と素顔を三十一回ずつ繰り返し呈示することとした。

ｆＭＲＩなどにおける脳計測の実験には、一つ注意すべきことがある。それは、脳はわれわれが何もしていないときでも勝手に活動しているということである。だから、たとえ赤い林檎《りんご》を見ているときの脳活動を測っても、そのデータには赤い林檎に特徴的な脳活動だけではなくて、さまざまな活動が含まれてしまう。そこで、通常、赤い林檎を見ているときの脳活動から、何もしていないときの脳活動や、白黒の林檎を見ているときの脳活動を引き算するなどして、赤い林檎に特徴的な脳活動を抽出する。つまり、ＡとＢとを比較することが、何かに特徴的な脳活動を探るのには必要なプロセスとなるのだが、ここには重大な問題が隠れている。比較対象として、どんなものを設定するかということである。たしかに林檎はバナナでもなく、オレンジでもないが、この世のあらゆるものと比較することは不可能である。林檎は果物でもあるけれど、丸いものでもある。他の果物と比較すれば林檎が定義できるのか、それとも他の丸いものと比べるべきなのか、正解はない。それなのに、何かと比較しなくては林檎に特徴的な脳活動は抽出できないから、あらかじめ比較対象を意図的に決定しなくてはならない。

われわれは今回、まず「自分を見ているとき」に特徴的な脳活動として、自分の写真を見ているとき（＝自分の素顔を見ているとき＋自分の化粧顔を見ているとき）の活動から、他者の写真を見ているとき（＝他者の素顔を見ているとき＋他者の化粧顔を見ているとき）の活動を引き算した。「他者を見ているとき」に特徴的な脳活動に関しては、その逆の引き算を行った。また、「自分の素顔を見ているとき」に特徴的な脳活動として、自分の素顔を見ているときから自分の化粧顔を見ているときを引き算し、「自分の化粧顔を見ているとき」に特徴的な脳活動として、自分の化粧顔を見ているときから自分の素顔を見ているときを引き算した。

他者の素顔／化粧顔についても同様に、「他人の素顔を見ているとき」に特徴的な脳活動として、他者の素顔を見ているときから他者の化粧顔を見ているときを引き算し、「他者の化粧顔を見ているとき」に特徴的な脳活動については、他者の化粧顔を見ているときから他者の素顔を見ているときを引き算した。

われわれの、この自分/他者の比較では、さまざまな他者と比べて、たった一人の自分を見ているときに特徴的な脳活動、また、そのような特異な自分と比べて、さまざまな他者を見ているときに特徴的な脳活動を抽出することとなる。

われわれがこのような設定にしたのは、もし、自分が一人しかいないということに合わせて、たった一人の他者を用いれば、ただその特定の個人と自分との比較になり、その人の化粧の仕方、その人の顔かたち、といったように、化粧一般、または他者一般の性質をとらえることができなくなってしまうからである。

また、実験に参加して下さった被験者たちはお互いにほぼ毎日会社で顔を合わせる関係であり、写真に出てくる「他者」は少なくとも顔見知り以上の関係であった。顔見知りの「他者」としたのは、もしまったく知らない「他者」を用いると、自分の顔については毎日見ているのに、他者の顔はまったく知らないというように、刺激に対する親密度が大きく異なってしまうからである。

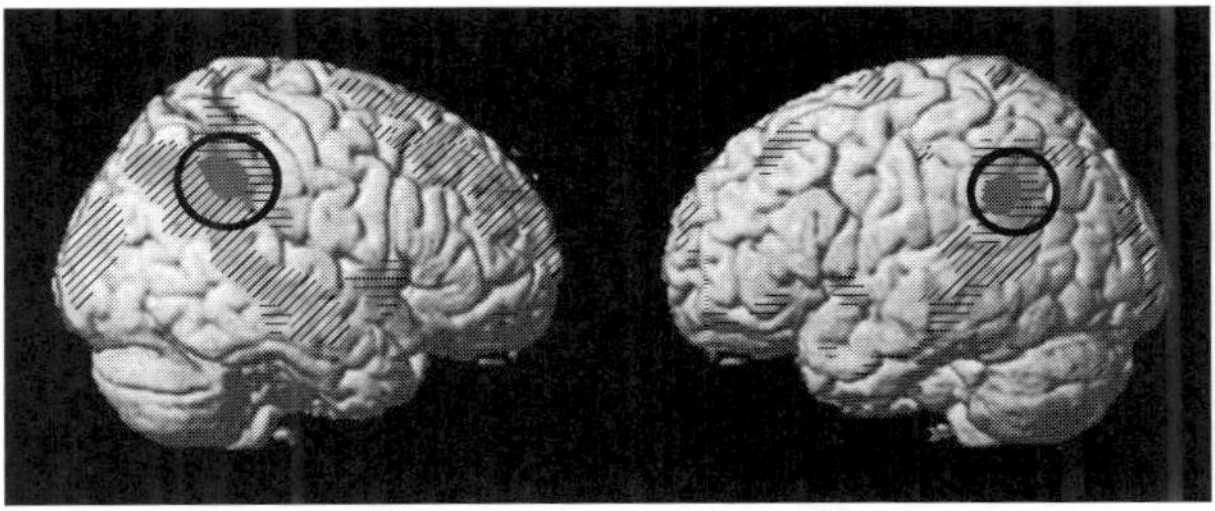

下頭頂皮質の活動

▤ 自分ー他者　▨ 自分の素顔ー自分の化粧顔

■ 共通して活動する部位であり、丸で示した

このように、自分と他者とを比較することには、一対多という原理的な問題がつきまとい、どんな他者を対象とするかでまったく違う結果になるかもしれないということを述べておく。

◇化粧した自分≠素顔の自分?

われわれは、［自分ー他者］で活動が検出された脳部位と、［自分の素顔ー自分の化粧顔］から活動が検出された脳部位が、非常に似ていることに気がついた。そしてこの共通部位の中には、従来の研究で自己と他者との区別を行うとして知られている、前述の下頭頂皮質と島皮質が含まれていた。

［自分ー他者］という自己／他者の比較で、これらの部位の活動が表れることは従来の研究どおりであるが、同

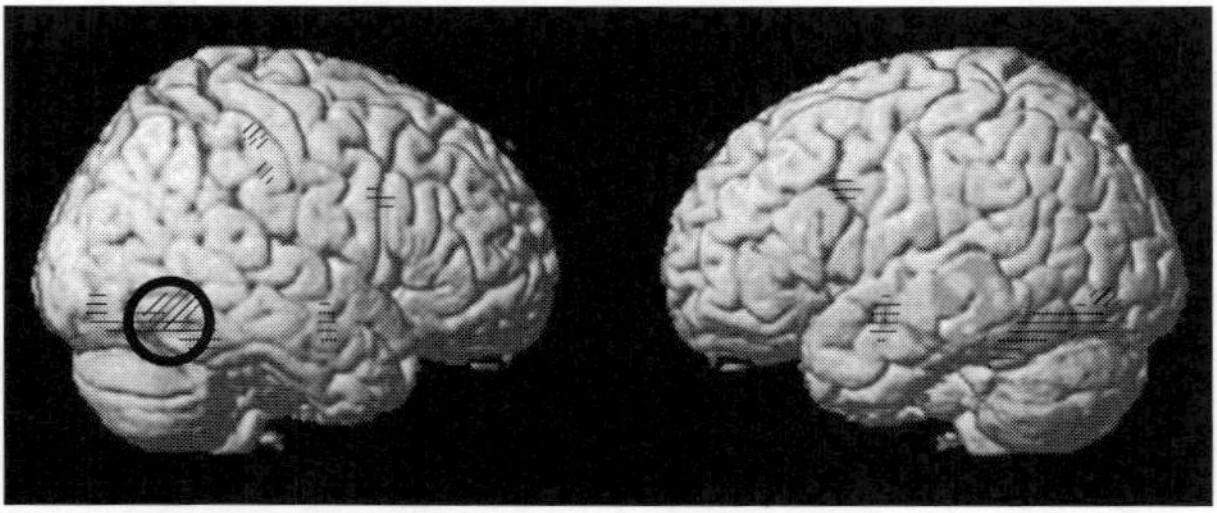

紡錘状回の活動

▤ 他者ー自分　▨ 自分の化粧顔ー自分の素顔

共通して活動する部位であり、丸で示した

じ「自分」なのにもかかわらず、素顔と化粧顔という自己／自己の比較でこれらの部位が活動することは非常に興味深い。なぜなら、自分の素顔と化粧顔とで、自己と他者との区別が行われていることになり、［自分―他者］［自分の素顔―自分の化粧顔］という対応関係から、自分の化粧顔はあたかも他者の顔であるかのように認識されている可能性を示唆するからである。

　また、逆の引き算、すなわち、［他者―自分］と、［自分の化粧顔―自分の素顔］を行うと、やはりこの二つにおいて類似した部位の活動がみられ、共通部位として紡《ぼう》錘《すい》状回の活動がみられることを示唆するデータが得られた。

　紡錘状回の活動は顔の認知にかかわり、この部位の損傷は、正常な物体認知、視覚処理ができるのにもかかわらず、顔だけが識別できない相貌《そうぼう》失認という病気を引き起こすことがあることなどから、紡錘状回には顔のアイデンティティを判断する役割があると考えられている。

われわれの実験においては、三十一名の他者を呈示しているために、「他者」を見ているときには、さまざまなアイデンティティが処理される必要があって、たった一人の「自分」と比べてこの部位の活動が高くなるということが起こったのかもしれない。しかし、同じ「自分」であるにもかかわらず、化粧顔と素顔の比較において紡錘状回の活動がみられることが示唆されたことから、やはり、化粧をした自分は素顔の自分とはまったく違う人として、脳内で認識されている可能性がある。ただし、この【自分の化粧顔－自分の素顔】の結果は、現時点ではまだ確証を与えるものとは言えず、さらに追加実験を行う必要がある。

しかし、自分にとって、このようにアイデンティティが異なってくることが示唆されるほど意味のある化粧は、他者にはどのように認識されているのだろうか。客観的に見たとき、それほど自分の化粧顔と素顔は、視覚的に違うものであろうか。

われわれはこのことを調べるために、他者の化粧顔や素顔を見ているときの脳活動を解析した。結果として、他者の［化粧顔－素顔］［素顔－化粧顔］に関しては、どちらにおいても脳活動の違いは表れなかった。すなわち、他者の化粧顔と素顔は、脳内でそれほど区別されていないということになったのである。

われわれは、fMRIの中で被験者に、一枚一枚の写真について、その顔が化粧顔であるか素顔であるかをボタン押しによって判断してもらったが、この「他人の化粧顔と素顔は脳内で区別されない」という解析結果と一致して、自分の顔については、化粧顔と素顔をほぼ一度も間違うことなく区別できる一方で、他人の顔については、化粧顔を素顔であると判断したり、素顔を化粧顔であると判断したり、間違えることが多かった。たとえ知っている人の顔であっても、化粧しているかどうかの判断は難しく、自分の顔ほどには他人の顔に対して敏感ではないという結果となった。

われわれの研究結果は、化粧をするということが、他者からみればたとえわずかな差異でしかなくても、自分にとっては人格が変わるほどの意味を持つことを示している。

◇化粧と学習

もう一つの重要な発見は、自分の素顔に特徴的な脳活動（すなわち［自分の素顔－自分の化粧顔］）で背側線条体の活動がみられたことである。

この部位は中脳のドーパミンニューロンからの投射を受け取る。ドーパミンとは、嬉しいことがあったときに放出される神経伝達物質で、報酬を受け取るとドーパミンが放出され、ドーパミンが放出されると、その前にやっていた行動が強化されるという「強化学習」が起こる。

背側線条体の活動は、この強化学習に深く関与していることが知られている。前述したように、女性が化粧を通して、もともとの自分とはどこか違ったものに変化するのなら、自分の素顔を見ているときのこの背側線条体の活動には、女性が化粧を通して変化する喜びが表れているのかもしれない。そもそも女性が毎日長い時間をかけて化粧をし続けるのは、そこになんらかの喜びがあり、強化学習が成立しているからに他ならない。その喜びが、自分が変化することへの期待なら、化粧とは、自分がどんな人間になりたいかという、その人間性の表れる大変重要なものであるはずだ。

われわれは先ほど、他者の化粧顔には比較的鈍感であることを示した。しかし、客観的

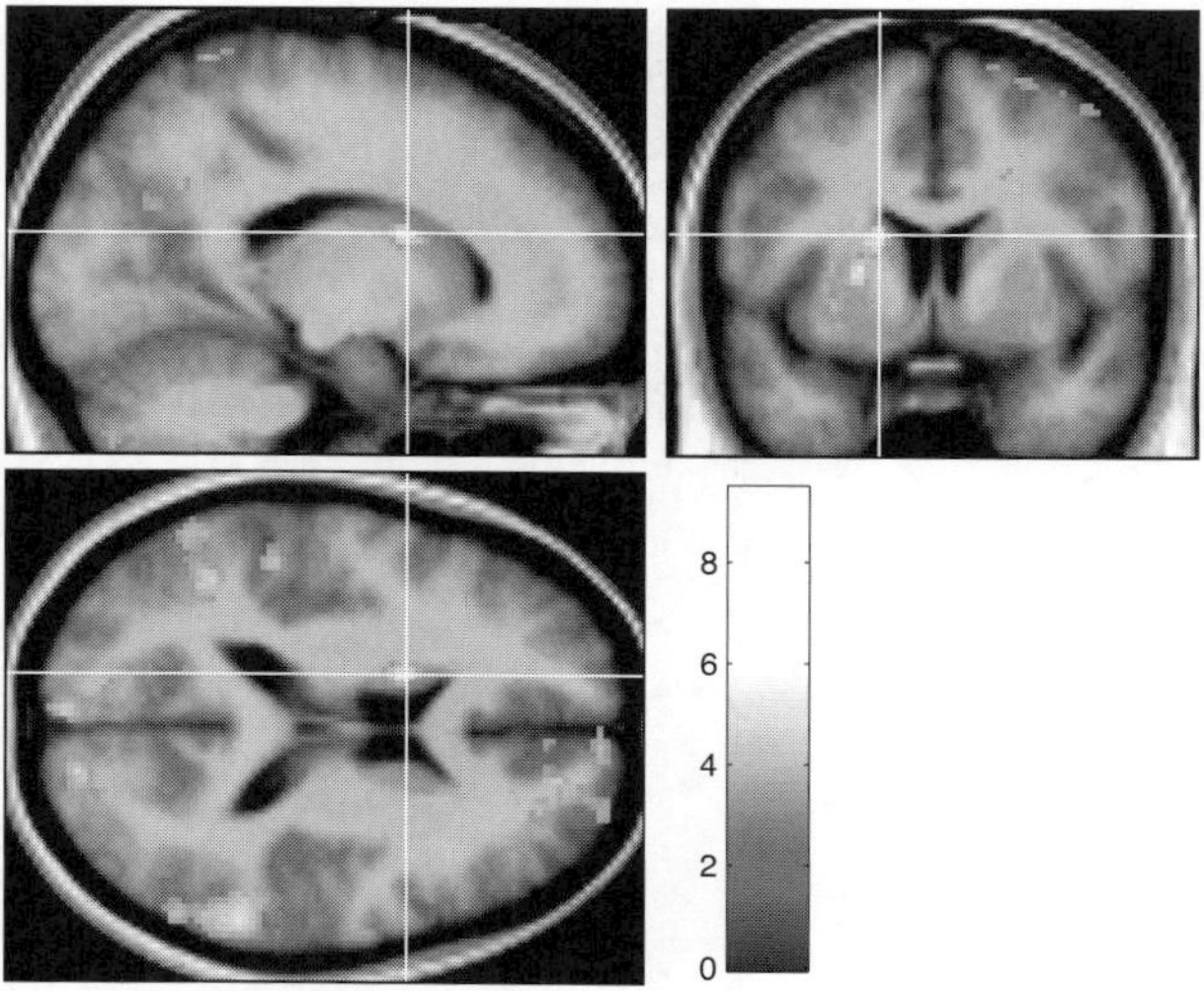

背側線条体の活動

【自分の素顔－自分の化粧顔】における脳の活動の断面図。白線のクロスポイントが背側線条体である

に化粧顔であるか素顔であるかの判断が間違っていたとしても、本人が主観的に〝これは化粧顔である／これは素顔である〟と思い込んでいるときの脳活動はどうなっているのであろうか。

われわれは、他者の顔に関する判断において、間違っていてもいなくても、とにかく被験者が化粧顔と判断したときの脳活動と、素顔であると判断したときの脳活動を比較した。結果として、本人が主観的に化粧顔だと認めたときには、前述の自己／他者の区別にかかわる下頭頂皮質とドーパミンニューロンの投射を受ける背側線条体の活動が表れた。魅力的な他者と目があったときには脳内でドーパミンが放出されることが知られている。われわれのこの結果は、「化粧をしている」と一度認識された魅力的な他者の顔は、「なりたい自分」として認識され、それに近づきたいというような学習が促される可能性があることを示唆する。

化粧は他者の存在を前提とし、普段の自分とは異なる社会的自己を構築させる。自分の化粧顔を見ているときの脳活動は、あたかも他者を見るかのようである。他者は自分の思いどおりには決してならず、自分とは決定的に異なっている。しかし、自分とは異なるからこそさまざまな体験をもたらしてくれる存在である。化粧はそのような他者との出会いを促し、他者とのかかわり合いの中で新たな自分を発見させ、自分を変化させていく。

化粧とは、外見を繕うだけのものではない。内面を映し出し、そして鍛えさせるものである。見た目の美しさは、心の美しさといつか一致する。私は単独で存在する見た目の美しさを信じない。古代ギリシャの哲学者ソクラテスは醜男《ぶおとこ》であったといわれるが、私は、ソクラテスは美しかっただろうと勝手に信じる。心の鍛錬をした人だからである。

私は、以前、人の目を気にして、動けなくなっていた。人の目ばかりを気にして失敗を恐れては、人生は固まってしまう。私は自分に対して思う。いまある自分は、そんなに価値のあるものか。人の評価を恐れて、一喜一憂している場合ではない。いまこの瞬間にどんな風に見られても、自分にとって大事なものをつくっていくのが先じゃないのか。人の目はときに辛辣《しんらつ》で、厳しくもあるけれど、私がどんな風に生きているかということを映し出している鏡でもある。自分の人格を鍛えれば、きっと他者は微笑《ほほえ》んでくれる。そしてきっと、他者を愛することができる。

私はそのように思う。

特別座談会

「化粧を生きる」という視線

茂木健一郎（脳科学者、ソニーコンピュータサイエンス研究所、東京工業大学大学院連携教授）
田中泰彦（カネボウ化粧品）
岡崎修一（カネボウ化粧品）
猿渡敬志（カネボウ化粧品）
恩蔵絢子（脳科学者）

◎共同研究の立ち上げ

茂木　化粧には、もともとは性淘汰《とうた》ということが背景にあるわけですが、現在は、化粧をしてきれいになる、美しくなるということ自体が目的化しています。脳内報酬って独立してしまうから、それ自体が目的になるんですね。

岡崎　そうですね。われわれが化粧品会社として存在する理由も、女性がきれいになる、美しくなることが、一つの目的であると思います。

茂木　これまで、化粧というものの真芯《ましん》をとらえたような研究って、案外なかったんですよね。茫《ぼう》漠《ばく》たる意味での化粧文化というものに対する認識はあるんだけれども、そもそも化粧というものが、自己認識にかかわる非常に深いものであるという

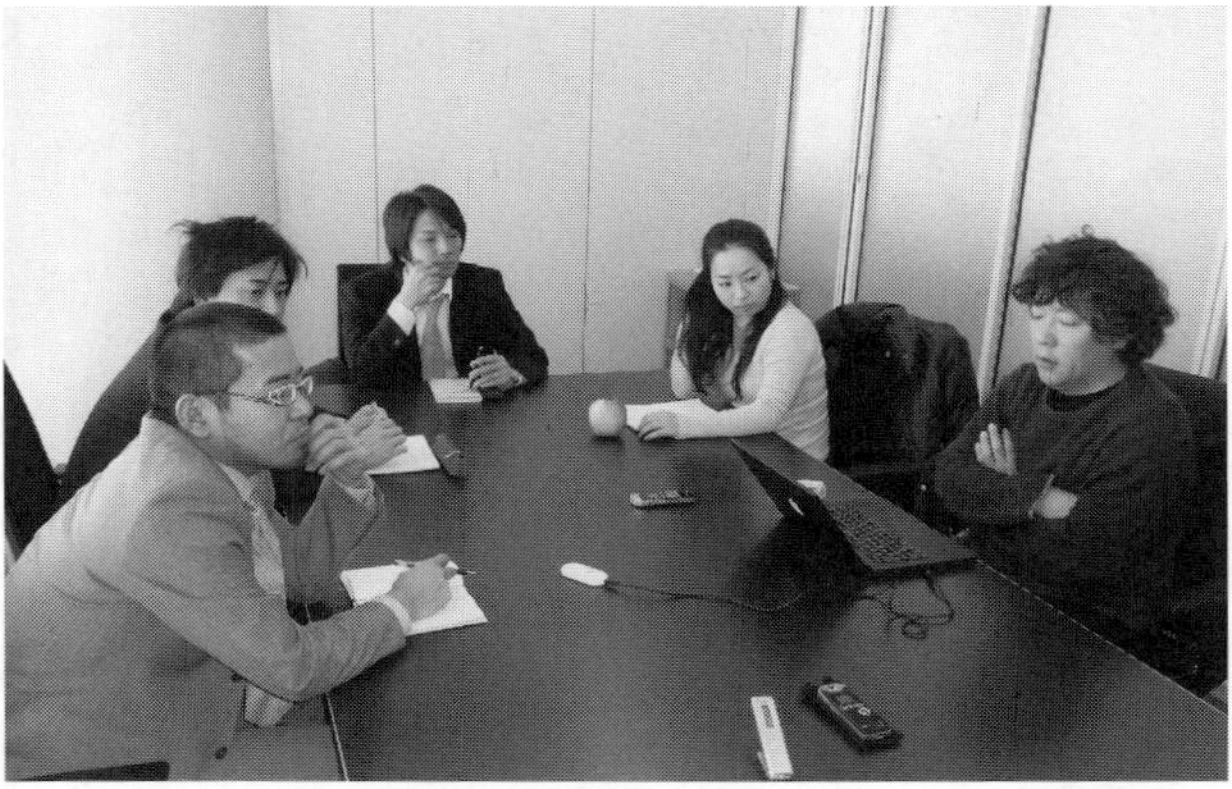

ことについては、意外に注目されていませんでした。しかし、化粧というものは、自己や他者の認識にかかわる、とても重要な問題を含んでいます。

だからこそ、化粧をする人自身についての研究というのは、画期的なんですよ。今回、カネボウ化粧品さんと、化粧についてこうした角度から研究をすることになったことには、非常に大きな意義があると思っています。

猿渡 この研究をはじめて、なぜ化粧をするのかということを女性に聞いてみると、同性の存在を挙げる人も結構いました。たとえば、一人で無人島に行ったときに化粧をするのかと尋ねると、おそらくしないという回答が多い。やはり社会に生きている存在として、化粧をしていることがわかります。さらに、女性つまり同性の目というものも、重要な要素になっていることがわかりました。

茂木 「社会化」ということが、人間にとって、生存の欲求自体と同じくらいの強制力を持っているということですね。

岡崎 化粧品というものは、他の一般的な商品と一線を画しているような、非常に感性的なところがあります。

感性工学というかたちで研究しているわけですが、化粧品というものを突きつめて考えたとき、それは人間の根源的な部分に訴えかけていくような商品であるという感じを抱いていました。われわれは商品をつくっているわけですが、商品としてコモディティ化しているようなところもあり、従来の研究ではあまり具体化していなかった脳科学的な新しいアプローチをするということに、とても魅力を感じたんです。

猿渡　たとえば、ものを見せてどういう印象になるのかを聞くというような手法では、言語化できるものは拾えると思いますが、当然零《こぼ》れ落ちるものも出てきます。行動とか、視線情報など、いろいろな読み取り方は可能ですが、これまであまり拾えなかった部分が少しでもわかってくればいいなと思っていました。

田中　僕はもともと有機化学をやっていました。たまたま容器に配属になって、たとえば商品の善し悪しなどをみんなで議論しながらものをつくっていくんですけれども、数年やっている中で、何でそれが良いのかということがいま一つ実感として湧《わ》かなくて、それで茂木さんのクオリアに関する講演を聴きにいったことがあったんです。商品からインパクトを受けるということや質感とは何かということに興味がありました。

　その後、認知科学的なアプローチで個人的に試行錯誤している中で、茂木さんと一緒に研究する機会があるという話を岡崎から聞いて参加しました。自分が興味を持っている感情や質感について議論できるのが、非常に面白いと思いましたし、もともと化粧品が持っている文化的な要素についても研究できれば、とてもいいプロジェクトになりそうだなという期待感を持ってはじめさせてもらいました。

猿渡　人というものをさらに深く理解して、商品をつくるときに生かしたいですし、女性や男性のことをよりよく知って商品を出すことで、消費者にとってより優れたものを提供できるのではないか。これまで捨えなかった感情や記憶などについて、少しでも解明できたらいいなと思っています。

岡崎　基本的に商品をつくったりするときには、ある程度さまざまな世の中の現実というものを認めていかなければならなくて、みな現実の上で動いていると思うんですよね。ただ、その現実の受け止め方として、理想を知った上で、ちゃんと理想を持った上での現実を受け止めることが大事なのではないかと思います。同じ現実を背負っているにしても、そういうところで、やはりできていくものは違っていくのではないかと思うんですよ。

茂木　そうですね。日本って、世界の中でも、おそらくもっともメイクアップ文化が進化しているんじゃないかと感じます。日本の女性が、いちばん化粧が上手なのではないかと思う。「カワイイ（KAWAII）」という言葉なんて、いまや世界的な用語になっていますし。

今回の研究は、案外、日本人じゃないと思いつかないことなのかもしれません。だから、さまざまなことが合わせ技となって、今回の研究プロジェクトが立ちあがったんですよ。

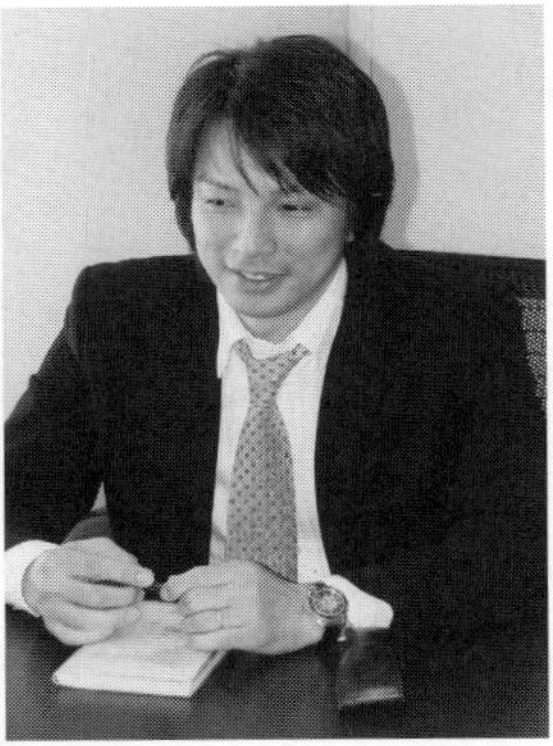
田中泰彦氏

◎化粧の文化は鏡の文化

茂木　化粧の文化というのは、鏡の文化でもあります。鏡なしに、化粧する行為ってあり得ないですから。恩蔵さんが新潟で体験したことが、それに関係していますね。

恩蔵　原稿（本書所収の「鏡や化粧を通した自己認知」参照）に詳しく書きましたが、ジェームズ・タレルの光の館に泊まったときに、真っ暗なお風呂がありました。真っ暗だから何も見えなくて、公共のお風呂なのに自分が汚している感じというか、自分がすごく汚いかもしれないというような意識になってしまって、すぐに鏡を見て確認したいと思いましたが、何も見えないんです。その見えないことに、ものすごい恐怖を感じてしまったんですが、それは、自分の姿を確認できないことの恐怖だったのです。

茂木　その後のパフォーマンスがありましたね。

恩蔵　その恐怖がずっと離れないままでいた頃、機会があっていろいろな知らない人がいる中で、絵の具を自分の顔に塗りたくるというパフォーマンスをしました。私は、それまでは人前でしゃべるのがほんとうに苦手だったんですが、人に見られることの恐怖とか、確認できないことの恐怖を克服したいと思ったんです。鏡というものについて、自分が持っている鏡ではなくて、人の目に開放したということがありました。

茂木　そのとき、絵の具の色は認識していたの？

恩蔵　絵の具の色は見えているので、次に塗りたい色などは、その場で選びました。

茂木　でも、他人からどう見えているかはわからない。これはすごく大事なことだと思います。「鏡」というものが、今回の隠しテーマでもあるんです。

恩蔵　今回の研究からみえたことは、化粧というのは必ず他者の目を意識してするものだから、化粧をすることとは、そのような関係性の中に、自分をつくりあげているということです。化粧という行為を通じて、自分がすごく変化する、変わっていくということなんですね。

岡崎　ええ。化粧をきちんとしている人は、意識もそういうところに向いているのだと思います。茂木さんが「無意識の垂れ流し」のようなお話をされたことがありますが（笑）、やはり、自分に意識が向いているという雰囲気が、魅力にもつながっていくのだろうなという気がしています。化粧をするという行為は、単に表面をつくるということではなくて、自分自身を外から見ているということだと思うんですよ。

田中　化粧というと、きれいにつくりあげられた顔がいいというイメージがありますが、化粧をしている人の意識というものに化粧のベースがあって、それがじわじわ効いてくるのではないかなと思いますね。

岡崎　化粧をしているにしても、他人からの視点を確認しながら行うのと、してもしなくてもいいような意識でするのとでは、大きく異なります。そうした、自分に対する意識のようなものも、今後深く掘り下げていきたいですね。

茂木　化粧というものは、女性が社会に対して自分をどう提示したいか、という問題でもあって、じつはわれわれ男性は、そのことをそんなによくわかっていなかったと思うんです。男には、鏡で髪を直している男に嫌悪感を覚えるような面があります（笑）。

……男性にはそういうところがあって、女性はそれをわかっていて、それを象徴するのが『三四郎』の美禰子《みねこ》の問題じゃないですか。女の人はあんなの遊ばれていると思うんだけど、男どもはほとんどだまされてしまう。だから、「舞台裏」を知っている女性ならではの視点というものが、これまで化粧の研究であまりなかった気がします。

田中　そうですね。

茂木　なぜなんだろうか？　一つには、やはり男性中心の社会だから、とにかくきれいな女性の顔が見られればいいやという、男の馬鹿な部分が表れているかもしれません（笑）。男ってそういうところがありますから。

やっぱり、研究コミュニティって、女性がいても、どうしても男性中心でできてしまっているから、男性目線になりがちなのかもしれませんね。フェイシャル・アトラクティブネスの研究でも、平均顔が美人顔だといっていますが、それもどちらかというと男性中心の視点だと思うんですよ。

猿渡　化粧に関する研究は、心理学などでときどきありますが、やはり女性の学生のほうが興味があるみたいです。ただ、だいたい教授が男性だったりしていますね。それと、単発的なものはありますが、系統立ててはあまりされていなかったようです。

◎化粧品は「必需品」である

猿渡　茂木さんに言われて、ある意味衝撃的だったのは、化粧品が必需品である、ということでした。われわれの認識としては、化粧品は嗜好《しこう》品の部類、一般的な分類としては、そういうところに入ってきてしまうような感じがあったんです。

茂木　人間の脳にとって、文化の状況によって、何が必需品であるかということは変わるわけですよ。たとえば、われわれにとって服は必需品でしょう。世界にはそうではない文化で暮らしている人もいますが、日本では夏は暑いし服なんかなくても平気だといっても、社会的な意味ではもはや必需品になってしまっているわけですよね。

それと同じような意味で、化粧品は完全に必需品になっています。それがないと、社会的に大変に強い違和感とか居心地の悪さを覚えるという意味において、そうなってしまっているわけです。化粧はいまや「ソーシャル・パスポート」として機能しています。

岡崎　そうですね。

茂木　お金なんかも同じですね。もともとはお金なんて根拠はない。だけど、もはやわれわれにとっては生存に不可欠な「報酬」になっています。人間の脳というのは、そういう風に社会的状況によって変わるものなんですね。

猿渡　日本だと、化粧品は、市場としてもう成長しきってしまっているところもあるんですが、それでも需要が落ちない理由も、必需品であるためかもしれません。

茂木　そういう意味では、化粧というものは、典型的な都会のものなんだろうと思いますね。中国などでは、これからどんどん需要が増えていくでしょう。農村社会から成熟した都市文明になっていく中で、化粧品が必需品になっていくと思いますよ。一度、そういう都市文明になってしまったら、なかなか後戻りはできないということです。こういう例はたくさんあります。たとえば、携帯電話とか。

田中　インターネットなどもそうですね。

茂木　はい。なくても別に死なないけど、社会的に取り残された気持ちになるという意味で、そうですよね。やはり化粧品というものは、必需品だと思いますよ。恩蔵さんは、化粧品がなくて大丈夫？

恩蔵　あまり大丈夫じゃない（笑）。

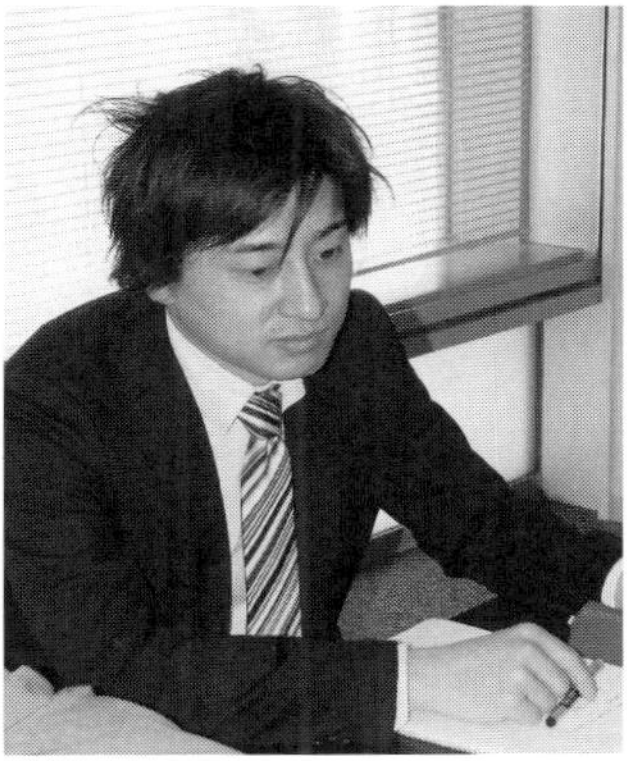

岡崎修一氏

茂木　なるほど。やはり、化粧品がないとなんとなく居心地が悪いんですね。

恩蔵　男性には何かあるんですか？　女性にとっての化粧みたいなもの。身だしなみ？

茂木　そうかもしれません。僕は、服の好みはすごくはっきりしている。Tシャツはオーケーだけど、襟の付いたのはだめだとか――。セーターでもチェック柄はだめなんですよ。みなさんはありませんか、そういうの。

恩蔵　チェックのセーターですか（笑）。

茂木　じつは、今日も左右違う靴下なんだけど、こういう感じのはオーケーなんですよ。でもおやじ靴下はだめですね。履いていて不愉快になってくる。おやじ靴下って、やたらと生地が薄いやつ、僕が勝手に名付けているんですけどね。

田中　ほんとに左右違いますね（笑）。

茂木　化粧にあたるものは、男性の場合は服じゃないかな。着ていて居心地の悪い服。どうですか？

猿渡　何が居心地悪いかな……。ノースリーブやベストは着ないですね（笑）。

岡崎　ノースリーブは、結構極端な例だなぁ（笑）。

茂木　なんでですか？　僕からは似合いそうに思えますけど――。でも、それには理由がないんですよね。そういえば、僕の知り合いに、絶対にTシャツを着ないという研究者もいます。何かが嫌なんだよね。

岡崎　僕は絶対に短パンは穿《は》きませんね。サッカーなどをやる場合は別ですが。

茂木　ほんとうに？　似合うと思うけど、何がだめなのかな。

岡崎　僕は完全に見た目の問題だと思います。靴なんかでも、好みははっきりしていますね。

田中　僕も靴にはありますね。自分の足を見たときに、先の尖《とが》った靴にはすごく違和感を覚えるんですよ。靴については、岡崎さんの好みと逆ですね（笑）。

茂木　化粧品は女性にとってあきらかに必需品になっていますが、男性にとっても、そういうものはあるということですね。

そして重要なことは、自分が「居心地悪い」「不自然だ」と感じていることが、結局は他者にも伝わってしまうということなんです。このことは、化粧を考える上でも大切な要素です。

◎企業文化と研究

茂木　ちなみにカネボウ化粧品さんの企業文化の特徴ってなんですか？

岡崎　企業文化ですか？

茂木　そう。絶対に何かあると思うんだけど……。たとえば、あまりぎすぎすしていないという感じとか。

田中　ああ、してないですね。

岡崎　そうですね。そういうところはあると思います。人間くさいというか。

田中　妙に家庭的な雰囲気は多少ありますね。

茂木　いろいろな会社が、文化事業的なことをしています。化粧品会社でもいろいろしてますよね。しかし、化粧品にまつわる文化とは何かということを考えたときには、まだまだ漠然とした理解にとどまっている感じです。その意味では、カネボウ化粧品さんとの研究で、化粧というものが社会的な自己意識の問題であることを正面からとらえたのは、大

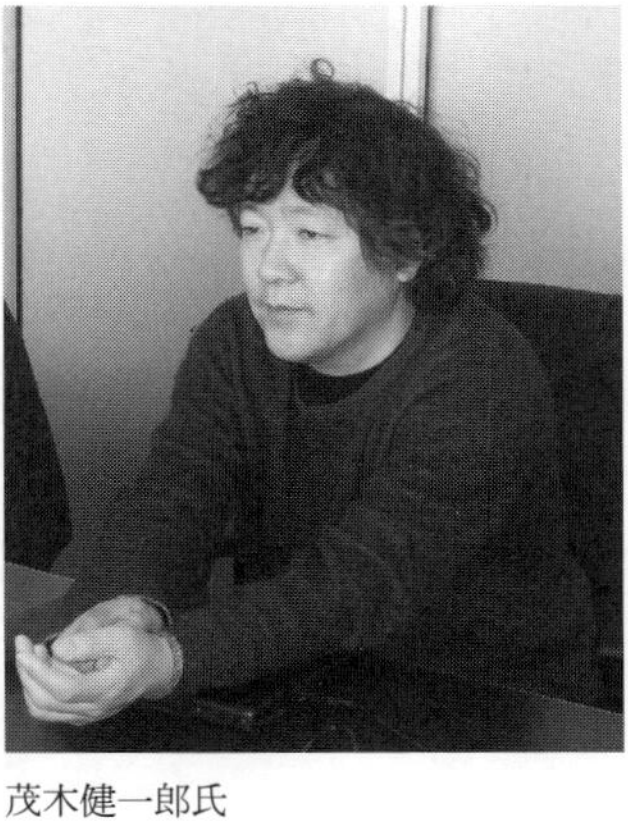

茂木健一郎氏

切なことなんです。このような研究ができたのも、カネボウ化粧品さんの企業文化というか、ある種のおおらかさのおかげかもしれません。ところで、化粧品業界に働く男性の特徴ってなんでしょうね？

岡崎 うーん、前にもちらっと言ったかもしれませんが、女性好きな人が多いと思いますね。変な意味ではなく。

恩蔵 そうなんですか？

茂木 たしかに、化粧品は女性が使うものだからなあ。

岡崎 女性が好きでなければ、突きつめていえば、スキンケアはともかく自分自身が使わないメイクアップのための化粧品について研究しないのではないかな。……少なくとも、人は好きだと思いますね。人が身につけるものを研究しているわけですし。理系なんですけど、そういうことに関心のない人は多いですからね。

茂木 人間にも関心がある？

猿渡 そうですね、人には興味があると思いますね。

茂木 他に特徴があるかな……。中性的というか、やさしい感じは受けますね。

田中 何が特徴なのかは、外からでないとなかなかわからない面がありますね。

岡崎　化粧品って、決してハイテク商品ではないんですよ。テクノロジー的には最先端をいっているようなタイプのものではないので、どちらかというとじっくり考える人が多いかもしれませんね。

茂木　なるほど。面白いなと思うのは、ウイスキーづくりに似ている感じがするんです。ウイスキーにも技術革新はありますが、少しずつのものじゃないですか。たとえば、これが半導体業界だったら、技術革新そのものに対する労働のウエイトが非常に高いんですよ。競争に勝つためには、つねに全速力で走っていなければならない。一方、ウイスキーでは、やることは伝統の中でだいたい決まっていて、その中でいろいろ追求していくんですね。

そもそも技術革新だけが研究ではない。そういう意味では、技術革新という意味での過剰な負荷がないだけ自由であるという感じかもしれないですね。

岡崎　そうですね、そういう言葉が合っているかもしれません。

茂木　そうじゃないと、今回のような研究はできない。いい意味で、そう思います。競争ということの意味が、ちょっと違うんですよね。カネボウ化粧品さんの研究所が持っている雰囲気というか、開放感は大きかったですよ。

岡崎　訪れた人は、よくそういう感想を言われますね。

茂木　みんな楽しそうにやっている感じなんですよ。場所の精神影響は、絶対あります。どちらかというと、キャンパスという言葉がふさわしいようなイメージでした。

◎研究成果への反響

茂木　二〇〇八年の北米神経科学学会で発表したときも、顔の研究はあっても、化粧の研究は、われわれ以外にはあまりなかったですね。この研究を国際学会で発表するのははじめてでしたが、とても関心が高かった。これまでにないような反響がありました。恩蔵さんのところにも、いろいろ取材が来ていましたし。

恩蔵　そうですね。それに、来てくれた女性はみな褒めてくれました。「あなた、天才だ！」とか（笑）。女性にとっては、すごくうれしかったみたいです。とにかく、いろいろな人からの反響があって、そんなことはいままでにないことなので、何かちょっと新しい感じでした。

茂木　それだけ、多くの分野にかかわる内容だったんでしょうね。

恩蔵　臭いの研究をしている男性もいました。普通は、嗅覚《きゅうかく》のようなものよりも、人間にとっては視覚がドミナントだといわれているんですが、私たちの研究では、素顔と化粧顔の違いが、他者にとっては視覚的に微々たる差異でも、本人にとってはすごい意味があるということを示しているので、それが、その人には非常にインパクトがあったみたいです。すごく褒めてくれて、その人が研究で用いているフェロモンをくれました（笑）。あと、ジャーナリストもいましたね。

茂木　たしかに、自分たちでいうのもなんですが、非科学的にも奥が深いし、ぱっとみてすぐ意味がわかるし、目の付けどころがシャープなんですね。

ここまでシンプルなかたちに落とすことができたのは、何回も議論を重ねたからです。最初は、化粧の研究といっても、何をしたらよいかわからないところからはじまったわけですから。

岡崎　そうですね。

茂木　最初に結論ありきではない。最初は、何をしたらよいのか、模索していた時期がありましたね。

猿渡　なかなか、企業としては、このようなかたちで研究を進めるのは簡単ではない部分はあったと思います。

茂木　大変なことはたくさんありましたが、パーフェクトといっていいくらい、うまくいったんじゃないか。なかなかありません、こういうかたちで進むのは。

とくに難しかった面としては、二つありましたね。一つは、化粧の定義ということです。それは、われわれのあいだでも相当な議論を闘わせましたよね。メイクアップ・アーティストがやるのか、自分がやるのか、ようするに一口に化粧といっても実態はさまざまなわけです。そこで、普段その人がやっている化粧をしてもらうという、社会認知科学的な定義にいったというのが、今回の研究の工夫の一つです。

田中　そうでした。

茂木　もう一つは、これは完全には克服していない困難だけれども、自分というのは一人しかいないけれども、他者はたくさんいるということですね。この原理的な問題が、たとえばfMRIのデータ解析や、その他の実験解析、実験そのもののセットアップなどにおいて、統計的に困難な問題を提供するわけです。でも、これは、自己と他者という問題を扱おうとする場合には、つねに直面すること。非常に本質的である。こうした研究をしよう

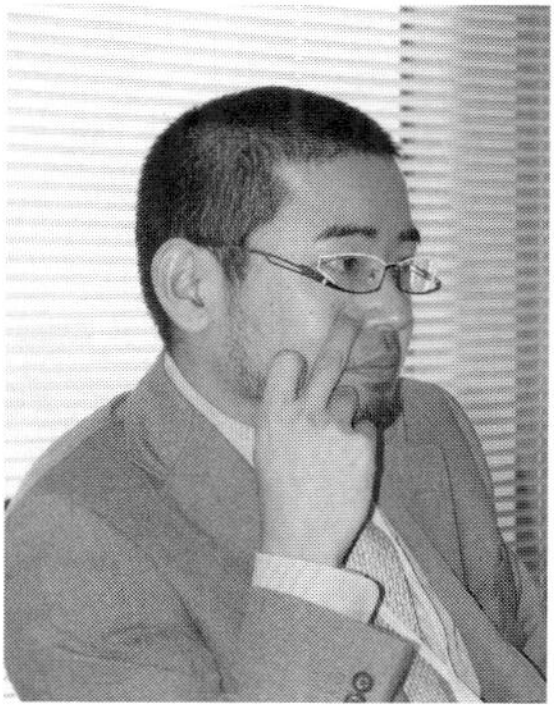
猿渡敬志氏

と思ったら、誰もが向き合わざるを得ない問題なんですね。

岡崎 あと、写真を選ぶのが大変でしたね。

恩蔵 すごい大変でした。

茂木 そうそう、写真づくりはとっても大変だった。

岡崎 何が標準なのか、ニュートラルな顔なのか、という問題ですね。

恩蔵 化粧と素顔の写真を撮りますよね。もし、脳活動に何か差が出てきたときに、表情の差によるものでは困ります。でも、撮影には時間差があるから、表情に差が出てしまったりする。だから、化粧顔と素顔との表情をできるかぎりマッチングさせなければいけなかったんです。「ニュートラルな顔をしてください」と言っても、みんないろんな顔をしてしまうし、だから合わせるのが、とっても難しくて……。猿渡さんは、そのマッチングが得意だったんですけど（笑）。

猿渡 なんで得意だったんでしょうね。たぶん、もともと人が好きで、顔から気持ちを……。

茂木 猿渡さんがマッチングのプロなの？

恩蔵 すごく早いんですよ。それぞれの被験者について五十枚ずつくらいの化粧顔と素顔の中から、もっとも近いものをみんなで選ぶんですけど。

岡崎　僕なんか大の苦手でした。

茂木　たしかにこの研究は細かい作業の積み重ねでした。写真の髪をどうするかとか。たぶん、みるべき人がみれば、この研究の難しさがわかると思う。科学的にきちんとやろうとすると、そういうことになるんですね。

それと、重要な要因として、電通のプロジェクト・マネジメントは非常に優秀だったと思います。普通の科学研究の発想とは違うものがありました。北米神経科学会や顔学会など、さまざまなことを逆算して……。だから、電通は今回、科学研究のマネジメント業務という、新しいビジネス領域を開拓したといえるんじゃないでしょうか。そうは思いませんでした？

岡崎　思いました。われわれだけでは、だらだらいっていたかもしれません（笑）。

恩蔵　でも、それが私がいちばん苦労したことだったかも（笑）。いつもは思いつくまでやらないとか、そういう感じです。ここまでに思いつかなければいけないっていうことは、ほんとうに苦しいことだから。でも、それでできたということはすごいことです。

茂木　異文化の交流ですね。

岡崎　田中とも話をしたんですが、実験的には非常にシンプルで、ぎゅっと凝縮されているような研究結果だと思うんですけど、なぜこういう風になれたかというと、スケジュールもそうですが、その前段階で徹底的に深く議論ができたことが、とても大きかったのかなと思うんです。

茂木　そうですね。ずいぶんといろいろなことを話しました。拙速ではなかったですね。この時期までにこれをやりましょうということはありましたが、決してクオリティを犠牲にしなかったんです。

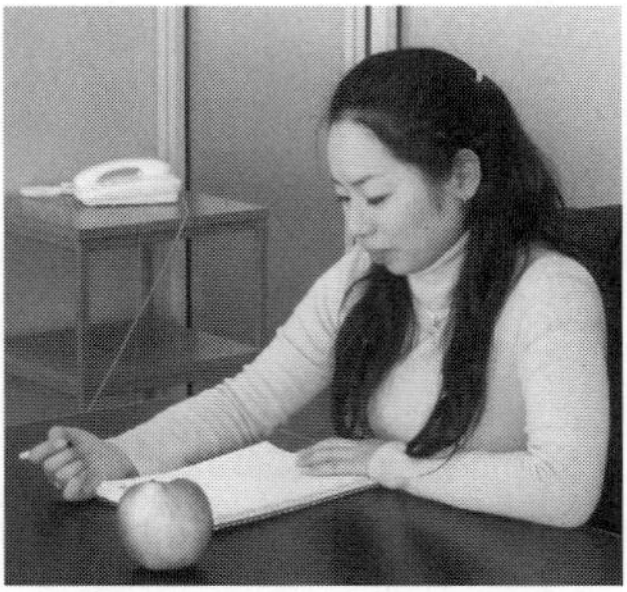

恩蔵絢子氏

◎化粧を生きる

茂木　恩蔵さんの論文のタイトルは、*Make up your brain* になっていますが、大切なメッセージが込められています。要するに顔の化粧をすることは脳の化粧をすることと同じである、ということで、これは人間とは何かということを考えるうえで、ほんとうに重要な問題なんです。

今後の研究の方向性としては、社会的な自己認識の問題に加えて、女性の行動に与える影響を調べなければならない。化粧をすることによって、より積極的に行動できるという、「ど真ん中」の研究テーマが意外に追究されていない。

恩蔵　素顔で歩ける範囲の研究って、面白いですね。

茂木　大切なのは、化粧を見る側の視点だけではなく、化粧を「生きる」側の視点なんですよ。化粧をすることで、行動範囲はあきらかに変わるんだろうけど、他にもいろいろ変わってくることがあるだろう。それこそが、ほんとうの文化です。

猿渡　行動がどう変わるか、表情がどうか、たぶん、姿勢なんかも変わると思いますが、これまではあまりされていないようですね。

茂木　どうせ化粧のことだからという、ちょっと軽くみられている面があったんだと思うんですよ、いままでは。

田中　情報としては、ぽつぽつありますが、体系化はされていない感じです。

猿渡　そういうところはあったかもしれません。

茂木　化粧が自己認識にかかわる重大な問題だという感じがなかったんじゃないかな。表象的なものとして、みられていた気がします。

猿渡　男性目線、女性目線という話がありましたが、個人的には、今回の研究で、さまざまな視点のバリエーションが増えたように感じています。これまでもいろいろ考えてきましたが、以前には思いつかなかったような視点からの研究というものができる気がしていて、それが大きな変化ですね。そういう部分はこれからも大切にしていきたいですね。

岡崎　僕は、当事者として、やはり、より深く考えることができるようになったと感じています。これまでは浅い部分しか拾っていなかったかなと思うんですが、より深い仮説を持てるようになったかなという気がします。

田中　雑誌などで、化粧をした顔がいろいろ掲載されていて、トレンドなどができていますよね。このプロジェクトをやって、それが変化していくことに意味があるということがわかったことが大きいです。一つひとつの化粧の美というものも、本質的に詰めていくと、きちんと人間としての必要性があるし、その背景を認識できたことが、自分の中で変わってきた部分ですね。メイクアップ・アーティストがつくっていること自体にも意味がある。個人によってつくり出されていることと、きちんと研究でみていくことを、両方できるんだということがわかりました。

茂木　化粧にかかわる研究者の男女比はどうなんでしょう？

岡崎　全体としては半々くらいだと思います。このプロジェクトに参加している三人が男性であることは、たまたまですね。

田中　そうですね。

恩蔵　さっき言っていた男性目線、女性目線の違いは、気になっていました。雑誌などを見ていても、表層の美にみんながとらわれているような印象で……。でも、女性が毎日時間をかけて化粧をしていることには、必ず何か学習的な意味があるはずなんです。今回の結果としても、他者と会うときに脳の中でもともとの自分というものを変化させてまで会いにいっているというところがみえてきて、それでようやく安心してきた感があります。

猿渡　流行とか、表面的なところで流されやすい面がたくさんある中で、意識が変えられるようなことができればいいなと思っていました。自分についてもそうですが、普段考えなくてもやっていけることを、あえて意識することで、変われることっていっぱいあると思うんですよ。化粧品業界として、化粧をすることの意味を意識することで、表明するもののクオリティも変わってくると思いますし、継続的にできていければよいなと思っています。

岡崎　僕も同様の印象を持っています。それに関連して、恩蔵さんが先ほど言っていたことが重要だと思いますね。化粧をすることで、その人自身に大きな変化があることがわかりました。われわれが社会に対して何ができるかというと、商品を通じて未来をどう変えられるか、大きくいってしまえば人間に対して、うちの商品で何ができるのかということだと思います。そういう部分を個々人が考えていくということが、非常に大きい意味を持つだろうと思います。われわれはなぜ存在しているのかというと、やはり未来のものをつくっているわけですね。こうした研究を通じて、意識の根底に、強いフィロソフィーのようなものを与えていくことができるのではないかと思っています。

田中　この研究の成果を発表したとき、聞いてくれた女性の記者さんたちが、すごくにこにこしながら聴いてくれました。これまで化粧に関する研究をしていて、難しい顔をして研究成果を聴いてくれる人はいるんですが、そういう経験はあまりなかったので、女性を喜ばせる研究ができたんだという実感が非常にあったんです。ですから、今回のプロジェクトの今後についても、そういうことになっていくだろうという期待感がありますし、自分自身も楽しんで研究できるという予感を持っていますね。

恩蔵　私は、先ほど言ったように、行動としてどう変わってくるのかについて、考えていきたいですね。

茂木　この研究は、関係する学問分野がとても広いですね。人間とは何か。その古くて新しい問いに対する答えが「化粧」を通してみえてくるのではないかと期待しています。

＊二〇〇八年十二月二十六日収録

（写真／佐々木厚）

あとがき

ふだんから、「こんなことができたらいいな」、「こういうことについて考えてみたい」と夢想していることはたくさんある。それでも、そのほとんどは実際に取り組むことができずに、人生が過ぎていく。多くの読者にとっても、そうなのではないか？

「顔」を通して、「自己」に迫るという構想もそうであった。ずっと重要な問題だとは感じていたが、なかなか具体的な研究に着手できなかった。東京工業大学大学院の私の研究室に所属して博士号を取得した恩蔵絢子さんも、自身が大勢の人の前でパフォーマンスをした経験から、「他者に見られる」ということが自我の構築に持つ意味に関心を持っていた。

本書で紹介した、「化粧」を通した「自己の社会的構築」の研究に取り組むことができたのは、一つの出会いがきっかけである。電通の松本浩和さんや、佐々木厚さんのご紹介で、カネボウ化粧品の若き三人の研究者たちに出会うことができた。岡崎修一さん、猿渡敬志さん、それに田中泰彦さんといろいろと議論しながら、研究プロジェクトを詰めていった。電通の松本さん、佐々木さん、それに同じく電通の田中理絵さんも議論に加わった。カネボウ化粧品で広告宣伝を担当されている尾崎俊雄さんにもご意見をいただいて、研究計画を練っていった。

実際の研究を中心になって推進したのは、恩蔵さんである。ATR（国際電気通信基礎技術研究所）のグループ会社である株式会社ATR‐Promotionsが所有するfMRI（機能的磁気共鳴映像法）の装置を用いて脳活動を計測したり、カネボウ化粧品の三人と被験者の写真撮影をし、標準化し、認知実験を行ったりといった大変な仕事を、恩蔵さんを中心に進めていった。さまざまなアイデアを出し、綿密にデータ解析をしていった恩蔵さんの智恵と努力がなければ、この研究プロジェクトは進まなかっただろう。

さまざまに苦労した研究成果を、世界最大の神経科学の研究集会、北米神経科学学会（Society for Neuroscience meeting）で発表できたときの感激は忘れられない。苦労はするが、科学の研究はほんとうに面白いものである。

本書で紹介した私たちの研究の一端、そして、自己をめぐる脳科学のさまざまな議論が、読者の方々が社会の中にある自分について考える上でのきっかけになってくれればと思う。

私の話及び座談会での議論は、ライターの和田京子さんがまとめてくださった。和田さんの文章力で、内容が随分とわかりやすく伝わっていると思う。恩蔵絢子さんの文章は書き下ろしである。また、集英社の鯉沼広行さんには、本作りのすべての段階でお骨折りいただいた。ここに深く感謝する。

最後に、機能的磁気共鳴映像法による脳活動測定についてさまざまなかたちでサポートいただいた株式会社ATR－Promotions社長の正木信夫さんと研究員の能田由紀子さん、河内山隆紀さんに心からの謝意を表します。

茂木健一郎

二〇〇九年二月、そろそろ春の気配が感じられる東京にて

＊本書で紹介している茂木健一郎と株式会社カネボウ化粧品との共同研究は「化粧・美×脳科学」プロジェクトとして二〇〇七年七月より継続的に推進されている。

茂木健一郎（もぎ　けんいちろう）

一九六二年生まれ。脳科学者。ソニーコンピュータサイエンス研究所シニアリサーチャー、東京工業大学大学院連携教授。東京大学理学部、法学部卒業後、同大学大学院理学系研究科物理学専攻課程修了。理学博士。理化学研究所、ケンブリッジ大学を経て現職。専門は脳科学、認知科学。『脳と仮想』で、第四回小林秀雄賞を受賞。『欲望する脳』『脳とクオリア』『ひらめき脳』『すべては音楽から生まれる』ほか著書多数。

恩蔵絢子（おんぞう　あやこ）

一九七九年生まれ。脳科学者。上智大学物理学科卒業後、東京工業大学大学院にて脳科学を学び博士号修得。博士（学術）。

化粧《けしょう》する脳《のう》

集英社新書〇四八六G

二〇〇九年三月二二日　第一刷発行
二〇〇九年四月二八日　第三刷発行

著者……茂木健一郎《もぎけんいちろう》　論文寄稿……恩蔵絢子《おんぞうあやこ》
発行者……大谷和之
発行所……株式会社集英社
東京都千代田区一ツ橋二-五-一〇　郵便番号一〇一-八〇五〇
電話　〇三-三二三〇-六三九一（編集部）
〇三-三二三〇-六三九三（販売部）
〇三-三二三〇-六〇八〇（読者係）

装幀……原　研哉
印刷所……大日本印刷株式会社　凸版印刷株式会社
製本所……加藤製本株式会社

定価はカバーに表示してあります。

ISBN 978-4-08-720486-5 C0240
Printed in Japan

a pilot of wisdom

茂木健一郎・好評既刊（集英社新書）

欲望する脳

人間は誰もが欲望に突き動かされて生きている。
社会で人の欲望と欲望がぶつかり合うとき、何が起こるのか？
人は自らの欲望と、どう付き合いながら生きるべきか？
孔子が述べた「自分の心の欲する所に従っても倫理的規範から逸脱しない」境地とは？
愛、名誉、金銭、利己主義……
欲望をめぐるさまざまな事象から、人間とは何かをしなやかに考察する決定的論考。